# 人は、なぜ他人を許せないのか？

脳科学者
中野信子

アスコム

# はじめに――許せない自分を理解し、人を許せるようになるために

## 「我こそは正義」と確信した途端、人は「正義中毒」になる

あなたは、どんなときに人を「許せない」と思いますか？

「恋人や配偶者が浮気をしていた」
「上司からパワハラやセクハラを受けた」
「信頼していた友達から裏切られた」

こんな経験をしたことがある、あるいは身近な人が経験しているという方は、多いのではないでしょうか。ここで生じる「許せない」感情は、自分や自分の近しい人が何らかの被害を受けたことに対する憤《いきどお》りであり、強い怒りが湧くのは当然です。

では、こういう場合はどうでしょうか？

「清純な優等生キャラで売れていた女性タレントが不倫をしていた」
「飲食店のアルバイト店員が悪ふざけの動画をＳＮＳに投稿した」
「大手企業がＣＭで差別的な表現をした」

もちろん、不倫は法律上してはいけないことですし、店の営業妨害になるような動画の投稿は刑事罰につながることもあります。また、ＣＭなどで特定の人たちを差別するような表現を用いることも問題でしょう。

しかし、自分や自分の身近な人が直接不利益を受けたわけではなく、当事者と関係があるわけでもないのに、強い怒りや憎しみの感情が湧き、知りもしない相手に非常に攻撃的な言葉を浴びせ、完膚《かんぷ》なきまでに叩きのめさずにはいられなくなってしまうというのは、「許せない」が暴走してしまっている状態です。

**我々は誰しも、このような状態にいとも簡単に陥ってしまう性質を持っています。**

人の脳は、裏切り者や、社会のルールから外れた人といった、わかりやすい攻撃対象を見つけ、罰することに快感を覚えるようにできています。

**他人に「正義の制裁」を加えると、脳の快楽中枢《ちゅうすう》が刺激され、快楽物質であるドーパミンが放出されます。**この快楽にはまってしまうと簡単には抜け出せなくなってしまい、罰する対象を常に探し求め、決して人を許せないようになるのです。

こうした状態を、私は**正義に溺れてしまった中毒状態、いわば「正義中毒」**と呼ぼうと思います。この認知構造は、依存症とほとんど同じだからです。

有名人の不倫スキャンダルが報じられるたびに、「そんなことをするなんて許せない」と叩きまくり、不適切な動画が投稿されると、対象者が一般人であっても、本人やその家族の個人情報までインターネット上にさらしてしまう、企業の広告が気に入らないと、その商品とは関係のないところまで粗探《あらさが》しをして、あげつらう……。

「間違ったことが許せない」

「間違っている人を、徹底的に罰しなければならない」

「私は正しく、相手が間違っているのだから、どんなひどい言葉をぶつけても構わない」

このような思考パターンがひとたび生じると止められなくなる状態は、怖ろしいです。本来備わっているはずの冷静さ、自制心、思いやり、共感性などは消し飛んでしまい、普段のその人からは考えられないような、攻撃的な人格に変化してしまうからです。

特に対象者が、例えば不倫スキャンダルのような「わかりやすい失態」をさらしている場合、そして、いくら攻撃しても自分の立場が脅かされる心配がない状況などが重なれば、正義を振りかざす格好の機会となります。

## あなたも「正義中毒」に陥ってしまう可能性がある

こうした炎上騒ぎを醒《さ》めた目で見ている方も多いと思います。しかし、**正義中毒が脳に備わっている仕組みである以上、誰しもが陥ってしまう可能性があるの**

です。もちろん、私自身も同様に、気を付ける必要があると思っています。

また、自分自身はそうならなくても、正義中毒者たちのターゲットになってしまうこともあり得ます。何気なくSNSに載せた写真が見ず知らずの他人からケチをつけられ、「不謹慎だ」「間違っている」などと叩かれてしまうようなケースは、典型例だと言えます。

正義中毒の状態になると、**自分と異なるものをすべて悪と考えてしまう**のです。自分とは違う考えを持つ人、理解できない言動をする人に「バカなやつ」というレッテルを貼り、どう攻撃するか、相手に最大級のダメージを与えるためには、どんな言葉をぶつければよいかばかりに腐心するようになってしまいます。

ある状況においてどちらの言い分が正しいのかはさておき、**双方が互いを正義と確信して攻撃を始めてしまったら、解決の糸口を見出すことは非常に困難です。**

それどころか、参加している双方が、お互いを攻撃し合う状況にのめり込んでいくこと自体をイベントとして積極的に楽しんでいて、そもそも解決しようという気がないのではないかとも思えます。それはまるで、どう上手に、効率的に相手をけなすかの技術を競ういわば大喜利《おおぎり》大会のようです。

これは、前述した正義中毒の「重篤《じゅうとく》な」状態だと言えるでしょう。問題を解決しよう、既存の知識と経験だけに頼らず新しい知見を得よう、難しい状況を抜け出して新たな答えを見出そうとするよりも、その場で自らの正義に酔い、相手を一方的にけなすことに満足感を覚えているわけです。

## 「人を許せない自分」を許せない苦しみ

ただ、多くの人は元々怒りっぽいわけでも、誰彼構わず攻撃を仕掛けているわけでもありません。普段は、あくまでごく常識的な、穏やかな態度を保てるのに、ある話題、ある状況になると、豹変してしまうのです。

歴史の話になると自分の説と異なる説を唱える相手を見逃せない、特定の野球チームを応援している人は許せない――などがありがちな例でしょう。

そして、実際に人と接するリアルの世界では我慢できるのに、ツイッターやフェイスブックなど、インターネットやSNSの世界では攻撃的になってしまうというケースが多々あります。というより、**ネットの広がりが正義中毒を顕在化させ、より強めているのではないか**と考えられます。

一方で、**自らの正義を主張する快感を知りながらも、同時に、相手を罵《ののし》ってしまう自分、相手を許せない自分を許せないと感じることがあります。**さんざん相手をなじっておきながら、後で後悔したり、自己嫌悪に陥るような感覚です。

あらかじめお断りしておくのですが、私はこのような相反する思いが、なぜ脳の中で同居しているのか、同居し得るのか、興味深いとは思うものの、厳密に科学的な意味では結論と言えるほどの確定的なエビデンスを得ていません。ただ、

「人を許せないことが苦しい」「そんな自分自身を許せない」と感じる人は一定数実在し、苦しんでいるのを目の当たりにしています。

自分が相手をけなし、相手もまた自分を罵倒し、どこにも接点を見出せずに憎悪だけが持続し、増幅していく世界。

他人の過《あやま》ちを糾弾《きゅうだん》し、自らの正当性が認められることによってひとときの快楽を得られたとしても、日々他人の言動にイライラし、許せないという強い怒りを感じながら生きる生活を、私は幸せだとは思えません。

本書では、正義中毒が苦しいと感じている方に、**脳科学的な知見から何らかの救いになるようなメッセージを提供できれば**と思っています。

## 「許せない仕組み」を知ることは穏やかに生きるヒントになる

「許せない」と思わずに済む一番の方法は、誰とも関わらずに生きていくこと、あるいは自分と考えの合う人としか付き合わないことかもしれません。

しかし、社会生活を営んでいる私たちが、他人と関わらず、付き合わないでいることは、現実的にはなかなか難しいでしょう。

先ほども少し述べた通り、人を「許せない」という感情の発露には、脳の仕組みが大きく関わっています。

人と関わらずには生きていけない以上、自分と考えの異なる人を「許せない」「理解できない」「バカなやつだ」と切り捨てたり、憎しみの感情で捉えたりするのではなく、**「なぜ私は、私の脳は、許せないと思ってしまうのか」を知ること**

**こそが、自分の人生にとって、ひいては社会全体にとっても大きなプラスを生む**のではないでしょうか。

他人をけなして快感を得ることも、他人からけなされて傷つくことも、そうした摩擦を恐れてコミュニケーション不足に陥ったり、他人から愚かだと思われたくなくて意思表示を控えたりすることも、結局は相互理解の不足によるものだと思うのです。

本書では、そういった生きづらさを少しでも解消し、心穏やかに生きるためのコツを述べていきたいと思います。隗《かい》より始めよ、などと偉そうなことを述べる意図は一切ありません。ただし、**許せない自分を理解し、人をより許せるようになるためには、脳の仕組みを知っておく**ことが有用なのは確かです。

これは、自分とは考えの異なる他者をどうすれば理解できるのかを考えることと同じです。そのために、脳科学的な現象の説明、過去の研究が役に立つのではないでしょうか。

すべての人を理解できるようになることは不可能でも、できることなら、他人に必要以上の怒りや不満、憎しみの感情を持つことなく、穏やかに生きたい。心の底ではそう思っている読者にとって、本書がその助けになり、少しでも気を楽にして生きていくヒントになれば幸いです。

# 人は、なぜ他人を許せないのか？

目次

第2章

# 日本社会の特殊性と「正義」の関係

## 第3章 なぜ、人は人を許せなくなってしまうのか

## 第4章 「正義中毒」から自分を解放する

第1章

# ネット時代の「正義」
## ——他人をつるし上げる悦び

## SNSが隠れていた争いを「見える化」した

誰かを許せないという状況は、人間が社会を作ってきた歴史とともに常に存在していたことでしょう。しかし、許せない感情を抱いたからといって、実際に相手に向かって「あなたを許さない！」と宣言するかどうかは、また別の問題です。

意見の対立する者同士が向かい合い、ルールに基づいた建設的な議論をするのならばともかく、反対しているという理由だけで面罵《めんば》し合うというのは、まるで子ども同士の喧嘩のようです。

実際には誰でもしがらみがあり、社会的な立場があって、損得勘定や忖度《そんたく》も働きます。こうした条件がブレーキとなり、リアルな人間関係のなかでは、「許せない」という感情を呑み込むことが望ましい態度とされます。平社員が社長に、営業担当がクライアントに腹を立てても、今後のことを考えれば、態度に出したり、まして罵《ののし》ったりはしないでしょう。本音は、作り笑顔の裏側に注意深く隠しているケースが大半というわけです。特に、自分の意見をはっきり言わない人が多い日本においては、その傾向が顕著です。

**この状況を「見える化」してしまったのが、インターネット社会の出現、とりわけSNSの普及**ではないでしょうか。

匿名性《とくめい》を盾《たて》に、根拠の怪しい情報を書き込んだり、あるいは真偽不明な告発や犯罪予告が行われたりするインターネット空間が出現してから、すでに20年以上の時間が経過しています。当初こうしたインターネットの世界は、アンダーグラウンド的なものでした。少なくとも、社会の多くの人がそこに参加しているとは言いがたく、あくまで現実社会とは並行的に存在する別の世界だというコンセンサスがありました。

しかし、ツイッターやフェイスブックを始めとするSNSが、ここ10年ほどの間に急速に普及したことで、状況は一変しました。誰もが参加でき、発信できる場としての地位が確立されたことで、インターネットの世界が現実の世界と重なり合うようになったのです。今やインターネットでの情報発信は世論を動かす力まで持つようになりました。

この状況は、「許せない」という感情のごく個人的な処理プロセスに、いくつかの決定的な変化を生みました。

例えば、**有名人の不用意な発言やスキャンダルなどのわかりやすい不正義に対して、無数の一般人が積極的に言及する状況を生みました。**さらに、一般人でさえ、うっかり不正義、または不正確と見なされる情報をSNS上で公開してしまえば、一度も会ったことのない、会う可能性すらない赤の他人からもなじられてしまうようになりました。それがエスカレートし、複数の人から攻撃的なコメントが頻回《ひんかい》に寄せられて、人格攻撃を含むようなやり取りが短時間のうちに飛び交うこともあります。**いわゆる「炎上」です。**

炎上が起こっているときには、多くのケースで匿名のアカウントが使われます。攻撃者はよほどの不法行為でも働かない限り、自らに直接危害が及ぶことはなく、事実上安全であることが多いようです。面倒なことになりそうになったら、アカウントを削除、あるいは放置してしまえばよいということなのでしょう。

こうして人は、自らの意見に反する有名人に安心して罵りの言葉をかけ、炎上した一般人を見つけたらそこに加勢し、聞かれてもいないのに自説を自信満々に開陳してしまうようになりました。自分が支持している著名人が他の著名人と論争でもしようものなら勇んで加勢します。その反面、今まで支持していた著名人の言動が受け入れられなくなると、今度は百八十度態度を変えて、攻撃の対象にすることもあります。

多くの人がSNS上で爆弾を投げ合い、ミサイルを飛ばし合ったような気にでもなっているように見えるわけですが、その中身は根拠に乏しく、論理の破綻《はたん》しているもの、ただの言いがかりとしか言いようのないものが頻見《ひんけん》され、本人は相手にダメージを与えようと強力な爆弾を投げているつもりでも、実際はほとんど読む価値のない水準の応酬《おうしゅう》も多いのです。

私自身はこうした状況を多くの場合、時間の無駄と感じてしまうため、SNSの世界にはほぼ足を踏み入れていません。参加せずに少し引いたところから観察すれば、SNSが「(ルールに則《のっと》らない何かを)許せない」という人間の感情を可視化したことは確かです。見方を変えると、誰かを許さないことで自己を肯定したい、自分の正しさを認めてもらいたい、という欲求の裏返しのようにも見えます。であれば、SNSを検索して、どこかに存在している、自説と相反してぃて攻撃しやすそうな対象を見つけ、喧嘩をふっかければ、それだけで自分は正しく生きる正義の味方である!!　という認知が得られるわけです。SNSは、正義中毒の人にとって、なかなか手軽で、魅力的なツールなのでしょう。

## 著名人にとってSNSは諸刃の剣

著名人がインターネットやSNSに参加することには、いくつものメリットがあります。ファンや支持者に直接メッセージを発し、時にはコミュニケーションを取ることで関係性が深まりますし、場合によっては販促などにも貢献するでしょう。

かつてはマスコミの力を借りなければできなかった意思表明も、自らのコントロール下で自由に行うことができます。例えば、急にスキャンダルが浮上したとき、記者会見を開かずとも、SNSやブログ、動画サイトなどで自由に意見や考えを述べることができるようになったわけです。

反面、よく起こっている割に見落とされがちなデメリットもあるように思います。

著名人や専門家は、何らかの専門分野を持ち、あるいは何らかの世界で実力を広く認められているからこそ人々に知られているわけです。しかし、SNSでは、質問することに慣れて事情もわきまえた記者ではない、一般の人が、興味本位で尋ねてくることがあります。それにつられるなどして、自らの専門分野外の事柄について、基本的な知識がないままに発信してしまうことがあります。

あるいは、最近のニュースや話題に対して感想を述べたり、ごく日常の出来事をSNSに投稿したりしたところ、それが「常識外れ」だとか、「案外無知だ」「失礼だ」「人を馬鹿にしている」などという文脈で批判されてしまうこともあります。さらに、ちょっと高級なお店で食事をした、ブランドものの商品を購入したなどと投稿すれば「贅沢自慢」と妬み混じりの非難をぶつけてくる人にも出くわします。

これもまた、ＳＮＳの普及が生んだ一つの光景ではないでしょうか。新聞や雑誌などの一方向的なメディアの時代では、著名人や専門家は、基本的には自分自身の世界でのみ露出し、その分野に関する意見だけを述べていれば事足りました。つまり、一般人から攻撃されるような機会も危険性も限定的であり、コントロールは比較的容易だったわけです。

しかし、ＳＮＳの出現により、自分の専門分野以外の部分で意見を求められるケースが格段に増えた結果、**応援してくれる人のために良かれと思って発信している私生活やその他の情報も想定外の受け止め方をされ、正義中毒にかかった一般人たちに「ツッコミどころ」を与える結果につながるようになった**のです。むしろ、著名人だからこそ、何かあればそれまでのイメージとの落差が大きくなることもあり、下手をするとそれがきっかけで活動を大幅に制限されてしまうリスクがあるわけです。

相手との距離が縮まることで欠点が見えるようになってしまうという現象は、じかに接するリアルな人間関係でしか起こりようのなかったことです。典型的なのは、仲の良かったカップルでも、結婚してしばらくたつと互いの粗《あら》が目立ち、場合によっては離婚に至るような例です。

SNSには、互いの距離を近づける効果があり、同時に自分の知名度の多寡《たか》がフォロワー数を通じて簡単に比較できるメディアです。しかし、フォロワーを増やす目的で、プライベートな情報を必要以上に露出しなければという焦燥感に駆られる人がいるのではないかと危惧します。例えば、子どもを産んだ女優やタレントのなかには、ファンサービスとして、いわゆる「ママタレント」として子育て日記を公開している人もいると思いますが、ポスト（投稿）が多過ぎると、「子育ての方法が非常識だ！」「子どものプライバシーを切り売りしている」などと批判を受けてしまうようなケースも見られ、胸が痛みます。

それまでいくら「女性の憧れ」として、あるいは新たな「理想のママ」として人気や尊敬を集めていたとしても、ちょっとした情報発信ミスにより、あるいはミスした意識すらないまま、正義中毒者から許せないと標的にされてしまうこともあるのです。場合によっては強烈なアンチを招き入れてしまうことがあるかもしれません。これは、イメージが非常に重要である職種の人々にとっては、死活問題と言えるでしょう。

いわゆるアンチのなかには、重度の正義中毒者も存在していると考えられます。彼らは、日々SNSを通じて見たことも会ったこともない著名人に妬みと憎しみを重ねていき、場合によっては、自らが社会正義の体現者であるかのように思い込んで、実際に凶悪な犯罪行為に出てしまう可能性もあります。

## 自分と異なるものをバカにしあう不毛な社会

SNSで飛び交っている、正義中毒者がなぜか頻繁に使用する単語は「バカ」です。

**自分が絶対的に正しいという過剰な思い込みから、異なる考えを持つ他人をバカと決めつけ、攻撃（バッシング）を加えます。**

災害時などに見られる過剰な不謹慎叩きや、芸能人の不倫叩きも、こうした見方から再考すれば、「あいつはバカだ」「あんなバカなことをするやつは許せない」「叩かれて当然だ」という、正義中毒者の暴走と見ることができるのです。

ネットの登場とSNSの普及によって、私たちはより正義中毒にかかりやすくなりました。また、中毒症状が全世界に公開される場が出現してしまったことで、誰がバカなのか、誰が自分よりも劣っているのかを常に気にし続けなければならない状況が派生的に誕生しました。自分がバカだと思われることを恐れ、自分がターゲットにならないために、パッシブに他人を叩く行為に加担する（あるいはスルーして助けない）という現象が見られるようになったのです。これは、自分がいじめのターゲットにならないように、いじめに加担する構造とよく似ています。

1984年、ニュージーランド・オタゴ大学のジェームズ・フリンが提唱したところでは、人類は20世紀以降、知能指数（IQ）を年々向上させていると言われます。1932年と1978年のIQを比較すると13・8ポイント高くなっており、1年に0・3ポイントずつ上昇していくというのです。これは「フリン効果」と呼ばれています（The mean IQ of Americans: Massive gains 1932 to 1978.（Flynn, J. R.（1984）.）Psychological Bulletin, 95(1), 29-51.）。

栄養状態の改善や、情報、知識を得るためのツールの充実によって**人は着実に**

**知能が上がっているはずなのに、互いをけなし合い、不毛に消耗し合う正義中毒がどんどん重篤になっている**というのは、なんとも皮肉な話です。元々は人間も動物と同じ、ただ生まれて、食べて育ち、起きて寝て、子を産み育てて死んでいくだけの存在だったのに、なまじ脳を発達させてしまったために、苦しむようになってしまった。互いにバカと罵り合いながら、解決しようのない、そもそも解決する気もない争いを続けているのが人間という種の特徴なのだとしたら、最も悲しい生き物だと言えるかもしれません。

## 炎上ビジネスに踊らされる正義中毒者たち

一方、他人の粗探しに奔走《ほんそう》する正義中毒の人たちを一歩引いたところから冷ややかに俯瞰《ふかん》している人もいます。そのなかには、大勢の正義中毒者をコントロールすることで、うまくビジネスにしてしまう例もあります。いわゆる**「炎上ビジネス」**と呼ばれるものです。

正義中毒者は、常に自らを絶対的な正義と確信できる不正義を飢えた動物のように求めています。ですから、**これをエンターテインメントビジネスとして考えれば、わざとわかりやすい失態を演じて、彼らに餌を供給し、その代価として報酬を集める仕組みが成立する**わけです。

わかりやすい不正義の発生で世論が沸騰しているタイミングで、意図的に不正義とされている側をかばったり、正義のポジションで非難している人を厳しく批判する、というのも有効なタクティクスです。正義中毒者たちは燃料を与えられてますます勢いよく燃え上がり、同時にそれが新たな話題となります。ここで炎上ビジネスを仕掛けた側に注目が集まるわけです。最近の芸能界、芸能事務所を巡るさまざまな議論でも見られたように、ＳＮＳの出現でいわゆる外野が参画しやすい仕組みが作られたわけです。

一方で、そうした行為を炎上ビジネスと批判することそのものが間違っているのではないか、言論封じではないか、などといった新たなテーマも浮上してきます。大事件になればなるほど、炎上のチャンスも増えていくことになるわけです。

ここでは、話題としていかに素早く、気持ちよく、力強く沸騰するかがポイントなので、フラットな情報、ニュートラルな見方を保つための努力はあまり必要ありません。正義中毒者が喜んで消費してくれるような不正義なネタを、スピード感を伴って供給できれば、話題の拡散による知名度や認知度の向上、ひいてはビジネスのスケールアップにまでつながるという仕掛けです。

## 多様性を狭めた集団は滅亡に向かう

正義中毒にかかった人たちは、一見するとそれぞれ独自の理論、独自の正義を持っているように見えます。しかし実際は、自分がターゲットにされることを恐れる気持ちから、多数派に流れている人が多いと言えるでしょう。

例えばAを「不謹慎だ！」と叩く論調が主流になってしまうと、異なる意見を持っていたとしても、言い出しにくくなります。これは、第3章で述べる同調圧力の問題とも絡んでくる事象です。

社会全体でこういう方向に踏み出すことは、長期的に見ると非常に危険です。多様性を狭めた集団は、短期的には生産性を向上させ、出生率も上昇して成功を収めるのですが、進化の歴史の上では滅亡に向かいます。

言い換えれば、**種としての健全な繁栄のためには、多少コストと感じたとしても、ある程度の多様性を担保しておかなければならない**ということです。

これは「そうあるべき」という社会運動家的な文脈で語りたいわけではありま

せん。あくまで可能性の問題としてですが、現在の環境や条件が急速に変化して、それまで「正しい」とされていたことの中央値が大きくずれてしまった場合、今まで適応していた人が生きづらくなる代わりに、それまで外れ値とされてきた「変わり者」や「圏外にいる人」が、むしろ適応できるようになることが起こり得るからです。だからこそ、種を継続させていくためには、ある程度の多様性を確保しておいた方が、健全で安心だと言えるのです。

これは、企業に例えると非常にわかりやすい話です。強引かつ話術の巧みな営業担当者が好成績を上げている企業は、そうした人材ばかりを集めるようになるでしょう。しかし、ある日、急に規制が強化され、従来の営業方法が禁止されてしまったら、ほとんどの営業担当者が使い物にならなくなります。そのとき、たとえ少数でも温厚かつロジカルで、顧客本位な営業担当者をたまたま雇っていれば、なんとか営業活動を継続できますが、全員同じタイプの強引な営業マンしかいないという場合では、非常に厳しい状況を迎えるでしょう。

## 正義中毒は人間の宿命

自分と異なるものをなかなか理解できず、**互いを「許せない」と感じてしまう正義中毒は、実は人間である以上、どうしようもないこと**です。その詳細は、第3章で述べていきます。ただ、たとえ他人の言動に強い拒否感を抱いてしまったとしても、人間の脳の仕組みを知っていれば、無意味な争いに参加して消耗することもなく、仕返しに誰かを傷つけることもなく、楽な気持ちで見守れるようになるのではないかと思います。

比較例としてウサギを考えてみましょう。ウサギの大脳は、正義中毒を起こすには小さ過ぎ、人間のように正邪を基準とした行動は取りません。なぜ生まれたのか、などという問題で悩むこともないし、死ぬということもおそらく意識はしていないでしょう。ひたすら草を食《は》み、子どもを作って、育てて一生を終える。このループを、文字通り無心に行っているわけです。

人間は大脳を発達させてしまったばかりに、ウサギと同じ行動をする脳の周りに、大脳新皮質と呼ばれる、思考を司《つかさど》る部分が増設されていきました。

大脳新皮質が人間の繁栄と生存をもたらしたことは間違いありません。人間は、生き延びて種として繁栄していくことと引き換えに、生きている意味をわざわざ考えなければいけない、というやっかいな宿命も背負ってしまったわけです。**知性があるからこそ愚かさがあり、愚かさのない知性は存在し得ないという裏表の関係がある**と言ってもよいでしょう。インターネットとＳＮＳの登場は、人間の知性と愚かさとの新しい捉え方を呈示したのではないでしょうか。

# 第2章

# 日本社会の特殊性と「正義」の関係

## 愚かさの基準は国によって異なる

正義中毒は、どこの国のどんな人でもなり得るものです。しかし、どんな人を逸脱者とするかという基準は、国や地域により大きく異なります。

この本の読者は、日本語話者でしょうから、日本文化のコミュニティに属している人がほとんどでしょう。この章では、特に日本において、あるいは日本人にとって、人を許せなくなってしまう現象の原因として考えられる要素を探りながら、理由と対処法のヒントを考えていきたいと思います。

無論、私は世界中の国を知っているわけでも、世界中の文化を経験したわけでもありません。しかし、少なくとも私がかつて研究員として滞在していたフランスでは、愚かさの基準が日本とは異なりました。

シンプルに表現すれば、日本では「みんなに合わせられないこと」「みんなと違う言動をすること」が、愚かと考えられがちなのに対して、フランスでは、「みんなと同じこと」や「意見を言わないこと」が愚かと考えられやすかったのです。つまらない人と思われてしまう、と言い換えてもいいでしょう。

"Deux avis valent mieux qu'un" という言葉がフランスにはあり、一つの考え方より二つの考え方があることにより価値がある、と多くの人が考えています。満場一致、一枚岩であることをよしとする日本とは対照的です。

無論、何でもかんでもヨーロッパ方式が良いと言いたいわけではありません。後で詳しく述べますが、日本のように「みんなに合わせること」を是《ぜ》とするやり方も、集団としてのパワーが発揮できるという点では、メリットは大きいのです。

ただ現実として、日本や日本人の考え方は過去も現在もグローバルスタンダードではありません。空気や雰囲気を読んでみんなに合わせるという日本の常識のまま過ごしていると、少なくともヨーロッパでは自分の考えがない人、何を考えているのかわからない不気味な人、と思われてしまうかもしれません。

ただ、もし、日本人として生まれ、日本で暮らしていながら、その空気になじめず、その一員でいることに息苦しさや、つらさを感じているのなら、よそに適した環境を求め、思い切って海外に出てみるのもいいかもしれません。

国によって何が基準になるのかが異なるということは、結局、**何が「賢明な選択か」は環境によって変わる**ということです。極端なことを言えば、将来、日本で「集団に合わせることが愚かだ」と思われる時代がやってくるかもしれませんし、逆に現在は個人主義のヨーロッパで「人に合わせないやつは空気の読めないバカだ」と呼ばれる局面が、この先来ることがあるかもしれません。

最良の方法は、どちら側にもスイッチできる柔軟な考え方を持ち、うまく両者の「良いとこ取り」をしていくことなのですが、なかなかそこまでのスキルを身につけるのは大変なことかもしれません。とはいえ、**こうした文化間の違いを探る試みが、均質な集団に起こりやすい正義中毒を紐解く手掛かりになる**ことは間違いありません。

## 日本は「優秀な愚か者」の国

誤解を恐れずに言えば、**日本人は摩擦を恐れるあまり自分の主張を控え、集団の和を乱すことを極力回避する傾向の強い人たち**だと感じます。これをあえて自省的に弱点として考える視点で見れば、**日本は「優秀な愚か者」の国**ということになるでしょう。

日本では集団の抱えている、いろいろな不都合や問題点に気づいて、空気を読まずに指摘してしまう人が、しばしば冷遇されます。そのことを理不尽であると抗議して声を上げたなら、なおさら集団から圧力がかかり、最後は排除されてしまいます。

一方、現代の日本に代表されるような安定した社会で優秀と評価される人は、これもまた自省的にあえて強めの言い方をすれば、「何も考えずにいられる人」かもしれません。**集団のルールを守り、前例を踏襲し、集団の上位にいる人の教えや命令に忠実に従う、従順な人が重用《ちょうよう》される**傾向は否めません。これは政府や企業に限らず、最高学府であるはずの大学でさえ例外ではありません。

日本国内において、東京大学は世界に通用する大学と思われているでしょうし、実際に学位取得者によるノーベル賞受賞者数は、国内で最も多くなっています。しかし、東大も京大も、他の国立大も、独創的な研究ができているかと問われたとき、自信を持って肯定できる人は限られているのではないかと危惧します。また、個々の事情もあるのでしょうが、最先端の研究をしたいという前向きな理由で海外に出る人もいる一方で、とにかく息の詰まる日本の現状から抜け出したい、逃げ出したい、という人も大勢います。私は中途半端な研究者でしたので日本に戻ってきましたが、本当に優秀な研究者――特に女性で優秀な研究者は、そのまま戻らないということが相当あるようです。

大変残念なことですが、**日本国内においては、独創的で自由な研究は、大規模になるほどやりにくい土壌がある**のかもしれません。反面、日本人研究者はイグノーベル賞（「人を笑わせ、そして考えさせる研究」に対して贈られる、ノーベル賞のパロディ）の常連です。これは、お金がかからず小規模でできる研究であれば、結果を出しやすいということを端的に示しているように思います。

チーム内での摩擦を回避するために、イノベーティブな発想力のある人がアイデアを大きな声で主張できず、才能を開花させることができないでいるのだとしたら、これは大変残念なことで、国家の損失だと多くの方が思うでしょう。ここには日本の大きな特徴が隠れていると思うのです。

日本の研究機関では、例えば研究室という小さな組織のなかの秩序を守ることの方が、独創的な研究を行って業績を上げることよりも重要視される傾向が、海外よりも高いのかもしれません。スタンドプレーはあまり歓迎されず、教授やリーダーの配下として尽くした研究者が優遇され、将来のポストに恵まれるのに対して、教授やリーダーよりも優れた研究を行えるような突出した研究者は業績を上げても人間関係で問題を抱えてしまうことが多く、どちらかと言えばいわゆる優秀な愚か者とでも言うべき人材が残りやすいと言えます。

優れた研究者が、その優秀さのリソースを「愚か者であり続けること」に投じた方が生き残りやすいという状況は、独創的な研究成果を上げるという観点からは非常にもったいないことでしょう。

グローバルスタンダードから見れば、ひょっとしたら日本人は「優秀なのになぜ愚かなことをやめないのか」と言われてしまうかもしれません。ただ、だからといって「日本はダメだ」と安易に決めつけてしまうのは、それこそ正義中毒的な思考パターンと同じでしょう。日本ではこのやり方が、生き残るためには適応的だったのであり、このやり方に則って行動した方が、生き延び、子孫を残すのに有利だったのです。また、日本以外の土地でも状況によっては、日本のやり方の方が有利に働くケースだって考えられるのです。

では、なぜ日本が現在のような、社会性が高く、社会や組織の維持のためなら自分の考えを呑み込むことがよしとされる文化になったのかについて、考えてみましょう。

## 自然災害と閉鎖的環境が日本人の社会性を高めた？

日本人の社会性が高いのは日本が島国だから、という理由付けがしばしばなされます。簡単に納得しやすいものなのか、それ以上考えている人をあまり見たことがありません。では、なぜ島国だと社会性が高く、自分の意見を呑み込むようになるのか？　同じ島国でも、イギリスはなぜそうではないのでしょうか？

日本独特の事情として、いくつか注目すべき点があります。

まず、気候面の特徴です。降雨量が多く台風も多く通過します。高温多湿なだけでなく、風水害のリスクが高いのです。これは私が言うまでもなく、特に近年、誰もが強く感じていることでしょう。

もう一つの特徴は、プレートの境界にあるために火山が多く、地震が多発する場所だということです。統計的に見ても、世界中で起こるマグニチュード6以上の大きな地震のうち、約2割は日本周辺で起きています（「平成26年版防災白書」内閣府）。これは、日本とイギリスとの大きな違いです。

同じ島国でも、自然災害のリスクが高く、恒常的に防災を考えなければならない国とそうではない国とでは、生き残っていくことのできた人間や集団の性質が違うことはおわかりいただけるでしょう。**日本は数千年、数万年前から変わらず自然災害が多いのですから、そうした環境に適応できる、つまり長期的な予測を**

**して準備を怠らない人たちが生き残ったと考えるのが自然です。**集団として見れば、構成人員の多くの割合が、そうした環境に最適化された人々である可能性が高いわけです。集団を優先する性質も含め、それが日本という環境における最適化の一つの結果であるのかもしれません。

そして、長年の最適化を経て得られた日本人の平均的な応答からすると、例えば私のような者は外れ値であり、いわば「みにくいアヒルの子」として存在していると言えるかもしれません。つまり、今後何か大きな社会的あるいは環境的な変化があったときに備えるため、バッファとしての多様性の一要素であるという意味を持って存在しているのかもしれません。

ただ、平均的な値に近い人々から見ると、外れ値側にいる人々のことはなかなか理解できず、「あの人はなぜあんなに『バカ』なことをするのか……」などと眉をひそめる、といったことが頻繁に起こります。これは非常に残念なことだと思います。そして、圧倒的多数派である平均的な（マジョリティの）人々のなかでの

「優秀なエリート（逆の視点からは優秀な愚か者）」が再生産され続けるのです。

## 日本人の不安に関する意識調査

２０１９年、セコム株式会社は「日本人の不安に関する意識調査」という、質問による調査の結果を発表しています。これは、20代以上の男女５００人を対象にしたもので、「最近、何か不安を感じていることはありますか」との質問に対して、なんと**7割以上の人が「感じている」と答えた**のです。

これは、若いほどその割合が高く、20〜30代の女性では、その割合が９割にものぼりました。セコムという、人々の生活の安心を守る企業がこうした調査を行うというところに、まず面白さを感じますが、これは日本人のセキュリティ意識について、実に興味深いデータであると言えます。

これほど不安が強いのには何らかの理由があるのか、シンシナティ大学のロバート・リーヒが調査を行っています。アメリカでは、37％の人が毎日のように不安を感じているというデータがあり（これでも日本と比べるとかなり少ないですが）、その人たちを対象に2週間、何が心配なのか等について、具体的に記録してもらいました。すると、**心配であったはずの事柄の85％について、現実的にはむしろ良いことが起き、残りの15％についても、その約8割は予想していたよりも良い結果が起きた**ということが明らかにされました。つまり、9割以上の心配事は、そんなに心配する必要はなかったはずのことであった、ということがわかったのです。

しかし、これは、アメリカという土地でのデータであり、しかも2週間という限定的な期間での調査です。もし、日本で数十年（子孫を残すのに影響が出るほどの時間）規模の長さの調査ができれば、こうした不安が奏功する場面を拾って、データに反映できるでしょう。少なくとも、現状を見れば日本には不安の高い人が多く生き残っているわけですから、すでに実験は終わっており、日本社会そのものがその社会実験の結果であると見ることもできるのです。

## 個人の意志よりも集団の目的が優先される

結局のところ、**日本で個人主義的な性質が強い集団よりも集団主義的要素が強い集団が生き延びやすかったのは、災害の多さという地理的要因が大いに影響しているのではないか**と考えられます。東日本大震災や熊本地震を始め、ここ最近頻発する水害でも明らかになった通り、日本はどんなに防災面を発展させてきても、現在の状態の地球上のこの位置にある限り、自然災害からは逃れられません。防災にコストをかけ、意識をいくら高めても、起きてしまうこと（起きてしまったこと）はどうしようもなく、誰かのせいにもできません。そして、災害からの復興は、助け合いながら、みんなで力を合わせてやる以外にありません。こうした状況下では、個人の意思よりも集団の目的を最優先する人材が重要視されることはごく自然です。逆に集団の協力行動を拒んだり、集団の了解事項を裏切ったりする人は、みんなからの非難と攻撃の対象になります。また、たとえ災害により非常につらい状況に陥ったとしても、集団で力を合わせて困難を克服することによって、自分の存在価値をかえって強く実感することができ、自らを癒していった人たちも少なくなかったでしょう。それが良い、悪いという議論ではなく、私たちは抗《あらが》い難い理由によって、集団主義的要素が強くならざるを得ない状況に置かれているのです。

もう一つ、集団主義が強い理由として考察を加えておくべき事項があります。統計上の事実として、**日本では江戸時代中盤以降から明治期に産業構造が変わる**

**まで、ほとんど人口が増えていない**ことを理解しなくてはなりません。３０００万人を超えたところで頭打ちとなってしまい、むしろ飢《き》饉《きん》が起きれば１００万人近い人が短期間に命を落とすこともありました。30人に１人が亡くなるというのは、計算上、太平洋戦争と同レベルの人的損害ということになります。

当時日本にやってきた外国人の見聞録によれば、日本は耕作できるところにはすべて人間の手が入っていて、海外では効率が悪くて作らないような段々畑もたくさん見られたということです。

こうしたことから推察できるのは、鎖国によって交易（特に食糧の輸入）を行っていなかった江戸時代、国土をギリギリまで食糧生産のために使っても、最大限維持できる人口が３０００万人超のレベルであり、ひとたび自然災害が起きてそのバランスが崩れると、あっという間に１００万人単位の命が失われるような限界寸前の状況だったろうということです。お米の一粒すら貴重な国土では、集団で食糧生産を維持していくより他なく、裏を返せば一人では生きていくことはできないということでもあります。

こうした状況では、良し悪しにかかわらず協働して困難を乗り切る集団主義的戦略が最適であって、集団の考え方に背くことが社会全体の深刻なピンチを招きかねないという思考を、誰もが無意識に採用していたということなのでしょう。

## 「よそ者」は信用しない日本人

このような経緯を考えれば、日本が文化的に、高い社会性を重視し、集団主義を優先させてきたことにも相応の理由があったということです。

社会性の高さをもって、日本人の美徳と考えることもできるのでしょうが、社会学においては少し異なる見方もされています。社会学には**「一般的信頼」**という尺度があります。簡単に言えば、**「見ず知らずの人に対してどれだけ親切にで**

きるか」という尺度なのですが、社会心理学者の山岸俊男氏の研究によれば、実はこの値、日本では低いのです。つまり、よそ者は信用しない、ということです。そして、意外にも北欧の値が高くなっています。そもそもパブリックという考え方が根付くのは、このためかもしれません。

東アジアで一般的信頼が低くなるという現象は、どのように説明がつけられるのか、生理学的な見地からは、やや難しいところではあります。ただ、その発露として、仲間うちにはやさしく、何か問題が起きればよそ者のせいにする傾向は強いと言えます。残念なことですが、最近の日韓関係における両国の反応はその極めてわかりやすいケースと言えるかもしれません。

では、このような性質は恥ずべきものだから、一刻も早く克服すべきものかというと、そう簡単に断定することは拙速であろうかと思います。日本においては集団として生き延びる方が有利であることが、長期間かけて練られてきた戦略として遺伝的に根付いていますし、集団内での争いを最小化することが長期的には最適だという事情があるからです。ただし、**その負の側面として、異質なものを冷遇し、集団内に置いておけなくなった人間を排除する現象、あるいは、他の集団に対する攻撃性が出てしまいやすい**ということは、知っておかなくてはなりません。

## 日本で集団のルールに逆らうことの難しさ

集団の構成員が、集団の決まりに異を唱えにくくなってしまうことの典型例があります。最近よく議論される働き方です。

東日本大震災当時、原発事故による電力不足によって、首都圏では多くの交通機関が通常通り運行できない状況となりました。そして、在宅勤務を余儀なくされる事態が発生したことは記憶に新しいところです。

都市部における業務のうち、事務的な作業の多くの部分は、パソコンやスマートフォンなどでいつでもどこでも行える状況にあることを考えると、もし、出勤することが、ただ自分が働いていることを目視で確認してもらうためだけに行う行動なのだとしたら、わざわざ毎日オフィスに出向いて働かなければならない理由はありません。震災前から、ある程度はこのような状況はできつつあり、誰もがそうなのではないか？　と気づいていながらも、慣例的に出勤し続けてきたと思います。毎朝遅刻せずに会社に出てくることこそ模範的な会社員だという考え方が、集団内、ないしは社会のなかで当たり前のものとされている以上、それを社員の方から言い出すのは、なかなか難しいわけです。

出勤が週2日で、週3日は自宅勤務が可能なら家で家事や育児ができる、往復2時間の通勤がなければ、その分、子どもと触れ合う時間が増える、などということは誰もが気が付き、望んでいるにもかかわらず言い出せません。

震災と原発事故という大事件が起きてなお、合理的であるはずの選択を実行することができないでいます。何よりも集団のルールを重視する日本人は、「こういう状況だから仕方がありませんね」と集団内の誰もが納得できる理由がなければ、たった一人ではみなと違う行動が取れないのです。たった一人でエスカレーターの右側（大阪では左側）に立ち止まることができないのと、理屈上は同じです。

すでに忘れられつつある「プレミアムフライデー」も同じようなものでしょう。毎月最終金曜日は15時になったら帰ろう、といくら政府が旗を振ってみたところで、「得意先から15時以降電話がかかってきても受けられないなんて、そんな馬鹿げた話があるか」ということで、なし崩しになってしまったようです。得意先の人も強くうなずいたことでしょう。

宗教による安息日のような誰もが納得する拘束がない日本では、プレミアムフライデーを厳格に実施しようとするならば、「毎月最終金曜日に15時以降働いたら／働かせたら罰金」というくらいにまで、まずは規制をかけない限りは変えることは難しいでしょう。

## 学校では「破壊的な天才児」より「従順な優等生」が優遇される

このように、日本において社会性の高さが重視されてきたことには理由があるのですが、さらに指摘しなければならないと考えているのは、**子どもの教育環境における排除の働きやすさ**です。

集団の維持、社会を破壊しないことの大切さを教えることは、日本では学校教育でも極めて重要な原則として行われています。集団（クラス、学校）を維持し、社会のルールを壊さないという暗黙の課題に能力を発揮する子どもが、教師に評価され、褒められる仕組みになっているわけです。

学校のクラスに、おとなしくて従順でそこそこ優秀な優等生と、天才的な頭脳や、ある分野に突出した才能を持っているけれど、学級崩壊のトリガーになってしまうような子どもがいたとすれば、ほぼ100%前者が好感をもって受け入れられ、後者がたとえ前者より良い成績を上げていたとしても、厚遇されることはめったにないでしょう。

たしかに、学級を秩序よく保つことは、ある程度意味があることです。しかし、そのことばかりを重視して、**集団を破壊する存在として天才的な子どもが排除されるようなことがあれば、結果的に損失が大きいのではないでしょうか。**はみ出し者として排除されるだけで、その子の天才性が気づかれないままになってしまったとしたら。百歩譲って、クラスを崩壊させないために策を講じるとしても、そのために可能性を持つ存在を見捨てるような結果になるのは悲しいことです。

また、大人たちがうまくフォローすれば、何かの分野で革新をもたらすような才能が開花するかもしれないのに、日本の社会性とマッチしていないということのために排除されてしまうのだとしたら、結局は日本社会全体の損失になってしまいかねません。教育の段階で、何らかのセーフティーネットが展開されていることが望ましいのですが、今後期待されるところです。

まだ、アメリカ社会の方がある意味寛容な側面があるかもしれません。いわゆる「はみ出し者」が宗教家や篤志家《とくしか》などによって発見され、プロモートされる仕組みがあるからです。しかし長らく日本では、こうした子どもたちは生きづらさを10年以上感じ続けながら成長し、運良く理解してくれる人に出会うか、さもなければ海外に出るかしない限りは救われようがありません。これは、社会性を重視し過ぎることの弊害、損失と言えるでしょう。

## 女性の方が空気を読むのが得意な理由

もっとも、私や多くの読者のみなさんが幼かった頃よりは、**現在の日本社会の**

**方がより個人主義的であり、空気を読まず、仮に集団から孤立しても許容されるようになってきた**という印象はあります。

その背景として考えられるのは、やはり日本が先進国として成熟し、インフラも整って、日々の食べるもの、寝るところ、つまり衣食住にあくせくするような状況ではなくなったことが大きいのではないでしょうか。少なくとも都市部では、集団内の誰かを気にして、気遣いをしていかなければ社会のリソースの恩恵を享受できない、という時代ではなくなりました。

この状況に適応した世代の人々が、かつての「集団重視が当たり前」とされてきた世代の人々から、「今の若者は劣化した」などと否定的に捉えられてしまうのは、少し気の毒でもあります。むしろ、彼らのような若い世代こそが、今の日本の閉塞感を破ってくれるかもしれませんし、今後日本に起こり得る変化に対して、対応の幅を広げてくれる可能性を持っているかもしれないからです。

「みんなに合わせる」ための重要な機能、特に非言語コミュニケーション、文脈の背景、場の空気を読むのに使われる領域は、左の側頭葉の一部である上側頭溝《じょうそくとうこう》というところです。これは、言語を司る左側の上側頭回《じょうそくとうかい》という場所の直下にあります。

言語野と近接した場所にあるというのがとても興味深いところで、男性と女性では性差があり、女性の方が統計的な有意差のあるレベルで発達しています。つまり、女性の方が空気を読み過ぎて、身動きがとれなくなりがち、とも考えられるわけです。

これを現象として考えると、**集団の空気を読むことの合理性を理解し、そのためなら嘘をつけるという器用さは、女性の方が比較的発達している**ということになります。ママ友たちの間では正直な意見を言いにくいとか、若い女性たちが、とりあえず同じ集団のなかでは、どんなことに対しても「かわいい！」とか「ウケる！」と肯定的に反応しておくことなどは、その表れかもしれないのです。

反対に、若い世代では男性の方が集団の同調圧力から自由ということも言えるでしょう。

このように上側頭溝が発達しているがゆえの息苦しさもあるわけですが、多くの研究者たちの解釈によれば、女性が空気を読む能力を発達させた要因は、子育てにあるのではないかと考えられています。子育てを行う際、乳児からの非言語メッセージを受容するために、この能力が必要だったのではないかというのがその理由です。言葉を発することのできない乳児は、顔色や泣き方などによって意思を伝えているため、それを高い理解度で受け取る必要があるわけです。ただ、その能力の高さによって、同性同士のコミュニケーションや、自分自身に対するネガティブなメッセージを受容しやすくなるために、生きづらさを感じているとするなら、女性に降りかかってしまいがちな苦労だと言えるかもしれません。

## アイヒマン実験が明らかにした服従の心理

人間が集団を構成することには明らかにメリットがあり、社会の成立も、そうした集団生活と切り離して考えることは困難です。集団を形作っていく際に、多くの場合は、中心になる人物や触媒になる人物が存在し、そういうリーダー的な人物が集団の構成員を制御するというやり方が取られてきました。また、日本のような社会では、中心者よりもむしろ顔の見えない全体の意思、いわゆる「空気」が構成員の行動を制御します。その仕組みが経済活動に活かされているのが会社や組合であり、軍事面での展開が軍隊です。

しかし、ここで問題になるのは、**集団としての意思決定が、構成員の一人である個人の意思とは大きくずれてしまうケースがある**ことです。自分一人だけに関わる意思決定であれば、自分が正しいと思うことをすればよいでしょう。しかし、集団になると同調圧力により、自分では決してしないであろう意思決定をしてしまうことがあるのです。個人としては愚かだと考えている行動であっても、集団の構成員になると、選んでしまう可能性があるということです。

これを示す実験として非常に有名なのは、米イェール大学の心理学者ミルグラムが１９６３年に発表した、いわゆる「アイヒマン実験（ミルグラム実験）」と呼ばれるものです。

アイヒマンとは、ナチス・ドイツのホロコーストにおいてユダヤ人の強制収容所への大量移送を指揮した将校で、裁判では「ただ命令に従っただけだ」と抗弁しましたが、結局絞首刑となりました。実際に、ただ命令に従うだけでそのような残酷な行動が可能なのか、ミルグラムの実験は、その疑問を解き明かすものでした。

内容を簡単に説明しましょう。白衣をまとって権威者然とした実験者、電気ショック装置（もちろん擬似的なもの）につながれた生徒役（サクラの被験者）、そして本物の被験者の三者がいます。実験者は、体罰を与えることが学習効果にどうつながるかを測定するという名目で、本物の被験者に教師役として手伝うように命じます。本物の被験者は、電気ショック装置がニセモノであること、そこにつながれている生徒役の被験者がサクラであることはもちろん知りません。

教師役（本物の被験者）は、生徒役（サクラの被験者）に問題を出し、生徒役が問題の解答を間違うたび、装置のボタンを押して電気ショックを与えるよう命じられます。ボタンにはそれぞれ流れる電圧が示されていて、ある電圧以上になると人命が危険であることがマークによって表示されているのですが、電気ショックを受け苦しそうな状況を演じるサクラが、それでも「大丈夫だ」と振る舞い、実験者が高圧的な態度で「もっと強い電圧を与えることがあなたの仕事だ」と迫ると、命の危険があると認識しながらも、実に3分の2前後の被験者が、脂汗を流しながら用意された最大電圧までボタンを押したのです。サクラが叫び、のたうち回っているにもかかわらず、自分の意思ではなく実験者の意思に従ってしまったのです（Milgram, S.(1963). Behavioral Study of Obedience. Journal of Abnormal and Social Psychology, 67, 371-378.）。

この実験を日本で行った場合、ボタンを押す人の比率がもっと上がるかもしれません。日本において、個人の意思が集団の意思決定により曲げられてしまう例は、企業に所属している人なら日々感じていることなのではないでしょうか。

当事者ではない私たちは、ひどい話だとか、意思表示のできない腰抜けの連中だと思うかもしれません。しかし、アイヒマン実験の結果は、**一定の状況に置かれた場合、結局のところ多くの人が集団の意思を優先させるし、それが集団内では「賢明だ」と考えられてしまう**ということを示しているのです。

日本が戦争をしている間、「贅沢は敵だ！」というスローガンに抵抗して、目一杯贅沢をして他人に見せつけた人がいたでしょうか。戦争に行くことが当たり前、名誉なことだった時代に、「私は戦争に行かない」と叫んだ人がどれだけいたでしょうか。良し悪し以前に、大半は集団に同調したわけです。

**そして、そのどちらが愚かなのかは視点の置き方によって変わってしまいます。**

戦争中の集団内から見れば逸脱することが愚かですし、今、平和な世の中で、戦争は悪いことだ、戦前の日本は悪だと考えている人なら、逸脱しない人こそ愚かだと思うでしょう。時代や状況によって、どちらも愚かになり得るし、集団の意思というものは個人ではどうすることもできないものなのです。

## 「ステレオタイプ脅威」という呪い

社会心理学では、**「ステレオタイプ脅威」**という現象が知られています。

**自分の所属している集団が持っている社会的なイメージ（ステレオタイプ）を構成員が意識すると、自分自身もそうに違いないと考え、ステレオタイプと同じ方向に変化していく**というものです。

例えば、「黒人は白人よりも攻撃的だ」という社会的な偏ったイメージがある状況で、ある黒人自身が、自分を攻撃的な人間だと考えたり、犯罪を働いても当たり前だと考えてしまったりするようなことです（Stereotype threat and the intellectual test performance of African Americans.Steele CM, Aronson J.(1995)）。

こんな研究例もあります。男女の成績を比較すると、一般に中学生くらいまでは女性の方が成績が良いのに、高校生になると女性の成績が急に落ちていきます。その背景には、年齢が上がるにつれて、「女性はそこまで勉強ができなくていい」という社会的なイメージを受け止め、「学習」した結果そうなってしまうのではないかと考えられます。

「女の子なのにすごいね」「東大に行くの？　男の子だったらよかったのにね」「女の子があんまり勉強を頑張ると結婚しにくくなるよ」……こうした有形無形のネガティブメッセージ（無論、なかには素直に褒めているつもりのものもあるのでしょうが）を受け取る率が男性よりも高く、男に生まれればよかった、女は勉強してはいけない、良い成績を取ってはいけないと考え、実際にそうなってしまうのです。

これも社会的適応の一形態に過ぎないと言えばそれまでですが、すでに述べた通り女性の方が、脳科学的に集団の空気を読むことの合理性を認識しやすいため、非常にもったいないことですが、「成績が良いことが自分にとって有利に働かないかもしれない、損をするかもしれない」と感じ取って、ブレーキを踏んでしまうのです。反対に、「女性らしくて気が利くね」「かわいい」などという褒め方をされると、そちらに合うように振る舞い始めるわけです。

このような実験もあります。男女に数学的能力を測定するテストを解かせる際、性別を書かせると女性の方が成績が悪く、大学名を書かせるとそのエフェクトが弱まり、成績が良くなるという結果が出たのです。女性という集団の構成員として解くか、ある大学の構成員として解くか（この種の実験で被験者になるのは名門大学の学生のことが多い）によって、点数にさえ影響が出てくるのです（Journal of Personality and Social Psychology 69(5):797-811）。

## 考えすぎる人は「使えない人」？

かつては、日本の企業ではあえて大学の体育会出身者を好んで採用する風潮がありました。もしかしたら今もそうかもしれません。

これは、「集団の決定に対する忠誠度が高いこと」を重要な資質であり、業務遂行上、必要な能力であると評価しており、「仕事ができる人である」と判定していることを意味します。日本の組織の現場では、自分の頭で独自の理屈で組織の論理とは異なることを考えたり主張したりせず、集団の決定に素直に従える人間を重宝してきたのです。

長期的な展望を予測して思考する機能は、前頭前野（前頭葉の前部にあって、高次機能の中枢を担う）の背外側部が担っており、相手の反応を想像する機能は前頭前野の眼窩《がんか》と接する部分に、そして自身の行動の善悪を自身で判定する機能は前頭前野の内側部にあります。つまり、いったん立ち止まって自らの行動を見直し、自らのことを制御するという一連の流れはすべて、前頭前野が担っているわけです。

これらの知見を基に、組織内での人間関係を想定して何が起きるかを想像してみると、前頭前野がよく発達している（つまり脳科学的に言う、知能の高い）人は、指示や命令を与えられても「すぐにとりかかれない」「学歴の割に動きが鈍い」「理屈ばかりこねる」などと評価されてしまうことがありそうです。要するに、「頭ばかり良くて使えない人、面倒くさい人」と思われてしまうのです。余計なことは考えず、指示や命令に即対応できる人の方が、現場では便利なのです。

この二者の対立は日本社会において案外根深いのではないかと思います。

## 議論ができない日本人

このように、集団の意思に従いがちな日本では基本的に議論が行われるケースが少なく、多くの人が議論下手、あるいは議論を避けるようになっていきます。

私はフランスで生活をしていましたが、かの国は日本とは正反対、議論はむしろコミュニケーションの主要な基盤とすら思えてきます。日本人から見れば人と人が顔を合わせれば、毎日議論ばかりしている国に見えるかもしれません。私もそのなかにいたわけですが、日本に戻ってきて考えるのは、**日本で行われている議**

**論のほとんどが、フランスで私が見てきた議論とは異質のものだ**ということです。

あるテーマAに対して、Xという主張、Yという主張を持っている人がいるとします。

フランスであれば、一方が「Aについて話をしたい。私はXだと考える。その理由はかくかくしかじかだが、あなたはどうか？」と語り始めたら、もう一方は、「私はあなたと考え方が違う。私はYだと考える。その意味するところはかくかくしかじかで……」と応じます。そこからお互いが、より議論を掘り下げていき、この部分はどう考えるか？　とか、この部分は賛成だがこの部分は理由になっていないのではないか？　あるいはこの部分まではお互い共有できる、などといった具合に発展していきます。人と人が会うたび、大きなテーマが世間の話題になるたびに毎日こんな調子で、はたから見ていると、みんなとても楽しそうに意見を交わしていました。

私は結局日本人だからなのか、正直「また議論か、もうおなかいっぱいだ」と感じることも多かったのですが、ひとたび「君はどう思う？」とこちらに振られたら、反応しないわけにはいかないのです。その理由は後で述べます。

その後日本に戻ってきて、「君はどう思う？」からはようやく解放されたのですが、日本人同士の議論を見ていると、フランスとは決定的な違いがあることに気づきました。

同じように、あるテーマAに対して、Xという主張、Yという主張を持っている人がいるとすると、だいたいこんな具合に展開していくのです。

「Aについて、あなたはYだと主張しているが、その考え方はいかがなものか？」「いやいや、Xなどと言い張っているあなたこそ失礼千万だ！」「なんだその態度は！　生意気な。人の顔をつぶすのか？」「大した勉強もしていないくせに、何を熱くなっているの。どちらもみっともないよ」

これもこれで、はたから見ている限りでは面白そうですが、日本の議論はなんだか様式美的で、深掘りせずにステートメント（意見）を争わせ、最終的には本質の探究ではなく、喧嘩コントのような戦いになってしまうのです。もっとも、これをプロレス遊びのように捉えるのであればエンターテインメントとして成立するのかもしれませんが、正直議論と呼べるのか、私には疑問です。

そんなことを考えていたら、あるフランス人にフランス語では、「議論する（discuter）」という動詞が「人」を目的語に取る（〜と議論する）のに対して、「論破する（réfuter）」という動詞は、人を目的語に取らないんだよ、と言われました。これはつまり、議論は人とするものだけれど、言い負かすのはあくまで話している内容、論旨であって、上司を論破する、夫を論破する、相手を論破する、という使い方はしないということです。とはいえ、別のフランス人には、いや、そういう使い方もあるし、時には議論でめちゃくちゃにやられて仲が悪くなることもあるよ、と言われたりもしたのですが……。まあ、多様性があるということになるのでしょうか（私が嘘をつかれているのでなければ）。

一方、**日本では主張と人格とが分離されず、容易に人格攻撃へとつながります。**これは、日本をある意味象徴するような特徴かもしれません。

## 「議論のできない人」がバカにされる社会

議論の違いについてもう少し深く考えてみると、フランスでは、議論のできる人が一人前であり、議論のできない人は未成熟でありバカにされるということになると言えるでしょう。したがって私も、「君はどう思う？」と議論を持ちかけられたら、答えないわけにはいかなくなります。

英語の「interesting」という単語は、日本では「面白い、興味深い」という意味合いで学びます。フランス語で同じ意味の単語は「intéressant」ですが、フランス人に「C'est intéressant」と言われた場合、文字通り「それは面白いね」と訳すこともできるのですが、ニュアンスとしては「ありきたりで当たり前だね」、あるいは「ふーん、つまんないね」という意味になってしまうことが、しばしばあるのです。つまり、あなたの主張は取るに足らない、どこかで聞いたような話だ、などと捉えられてしまっているということです。議論の相手としては面白みに欠けるから、この時点で会話を打ち切りたいという意思を遠回しに表しているとも言えます。もっとも文字通り「面白い」と思っているケースもありますが、相手がパリジャンなら、こうしたアイロニーが含まれていると思った方がいいかもしれません。

反対に、「こいつは議論の相手になる」と判断された場合、フランス人がどんなリアクションを示すかというと、**「本当にその通りだね！」とは言わず、むしろ「ノン！　私はそうは思わない！」という印象的な返答で、あえて議論を深めようと吹っかけてきたりする**のです。

私も当初は、前項で述べたような日本における議論しか知らなかったので、喧嘩を売られたのかと思って身構えてしまったのですが、これは先ほどのような「あなたの話には興味がないよ」と宣言されてしまうような反応とは逆のものであって、「君の話は面白いね」と相手にある種の敬意を持ち、腰を据えて相手の考え方を聞こうと関心を抱いてもらったという、嬉しい証拠でもあるわけです。

これが日本人相手であれば、にっこりほほ笑んで「それは面白いですね」と言ってもらった方が、むしろ受け入れられたような感覚があり、安心します。「僕は違う！」と真っ正面から言われたらかなり険呑《けんのん》な感じがしますし、「自分はこの人に何かしただろうか？」と人間関係の維持すら覚束《おぼつか》なくなるような、不安な気持ちになります。

これも、閉ざされていて自然環境の厳しかった島国の日本と、さまざまな人種と文明の交差点として、多様性と議論が当たり前だったヨーロッパ大陸との違いかもしれません。**彼らにとって意見の対立は、互いに意見を持つ人間同士として対等だからこそ、立ちのぼってくる現象として捉えられているのです。**

違っていることは当然で、違いがどうあれ、その理由や背景を議論しながら理解を深めていく社会と、同質なのが当たり前で、違っているものがあれば排除しようとする力の働く社会。そのどちらが良いかは、環境・地理・社会条件により変化します。個人的には、フランスにいたときの方が疲れはするけれど、言いたいことを我慢しなくてよいのは楽だったという印象があります。どのような考え方を持っていても、どんなスタイル、どんな容姿でいても、「私はこうである」という考えさえ説明できれば平然としていても誰も文句を言いませんし、許容されないということは、そう多くはありません。

そういう環境に慣れてしまうと、逆に日本に帰国してから驚くことも多くありました。電車の中にいる女性はみな同じメイクをして、同じような髪型、同じようなファッションで、なんだか全員がコピーのように見えたのです。フランスでは気にもしていなかった、自分のスタイルを人に合わせるということが、非常に重要視されているのだと恐ろしくなり、これからこの環境でやっていったら自分も均質化の波に呑まれるのでは、と不安になったことを記憶しています。その後すぐに、呑まれてたまるかとばかりに自分の髪の色を黒から金に変えたのも懐かしい思い出です。

私に対するパブリックイメージは、もしかしたら「日本人女性のなかでは};はっきりものを言う人間」なのかもしれませんが、フランス語では「ノン!」と抵抗なく言えるのに、日本語で「違います」とは言いづらいものがあります。反対に、フランス人の間には、「日本人女性は生意気なことを言わない」というパブリックイメージがあるようで、必要以上にびっくりされるようなこともありました。

## 人格攻撃と議論の決定的な違い

この本では人を許せなくなる、いわゆる正義中毒者が持つ攻撃性について考察していこうとしているわけですが、見方によっては正義中毒の人々こそが言いたいことを言っているのだから、むしろ日本的なあり方とは対極にあるのではないかと考える方もいるかもしれません。また、自分の考えや本音を隠すのが日本人の悪いところだと考えれば、正義中毒の人々の方がまだ自分の考えを主張しているのだから、日本人の悪いところをむしろ克服しているのではないかという見方をする人もいるでしょう。

これは、以下のように説明することができます。

日本人が議論だと思ってしていることは、対立する二つの意見を吟味・検討してより良い結論を導くというものなどではなく、なぜかたいがい人格攻撃になってしまいます。けなし合いと議論はまったく違うものなのですが、正義中毒の人々は、相手の主張の良いところを取り入れるということが、なかなかできません。だからこそ「中毒」と呼ぶわけですが、議論とは異なる舌戦は、まるで相手はバカだ、相手よりも自分が優れていると証明するための言葉による殺し合いのようなものです。

結局、正義が一つしかないという前提があるために、彼らの言説は、議論に昇華する余地を持たないのです。時には、権威者が示した方針に従う優秀な駒になることが正義であり、正義同士のぶつかり合いも権力闘争や主導権争いに利用されてしまってきたため、相手を受け入れることは即、仲間に対する裏切りと捉えられてしまったりもしてきました。

さらに言えば、そうした土壌では議論よりも根回しが重要とみなされたので、本質的な議論が発達しなかったのかもしれません。このような日本社会ですが、良いか悪いかは別として、他の国から見ると、かなり基準となる考え方の違う国です。

ですが、今後日本人が、高齢化や少子化などの世界中の人々が未踏の問題に、世界に先駆ける少子高齢化の国の人間として直面するとき、はたして議論する力を持たずに対応することが可能なのか、少々心配になります。これまでのような、「海外でできあがったものを移入し、日本向けに適応させるだけ」というやり方ができなくなるからです。いまだ世界で答えの出ていない問題は、とにかく当事者が考えなければ解決策が出ないのですから。

日本でも、人に従う一方ではなく、いよいよ本当の意味で議論を戦わせなければならない時がやってきているように思うのですが、日本人が歴史に試される局面にさしかかったとき、どんな力を発揮できるのか、世界中の知性が注目しているのではないかと感じます。

## 自己主張が苦手な人が増える地政学的条件

議論をできるだけ避けようとするのは、日本人の目立つ特徴です。それでは、他のアジア諸国はどうでしょうか。中国人も韓国人もインド人も、一般的には日本人よりも発言することを好むようですし、日本人の基準からすると、自己主張が強いと感じられる場合が多いのではないでしょうか。これは、一体なぜなのでしょうか。

一つには、地政学的な面での影響が大きいと考えることができます。**多くの国は、他国と国境を接し、常に外敵との争いや好戦的な異民族の侵入や支配などをリスクとして抱えていたのに対し、日本は国内（集団内）における支配権争いが、主たる対人関係上の関心事でした。**急に異民族がやってきて支配されることや、それらの人々に財産を身ぐるみ奪われたり、殺されたりすることは、ほとんどありませんでした。

社会の流動性は低く、集団外との交流も少ない状態で集団生活が続いていきます。リスクをより減らすために取られた策としては「鎖国」が最も知られた例でしょう。地域や血縁集団などにおける信頼関係はより強まり、そして誰もがどこかの集団に属していることが当たり前になって、そのことこそが身の安全を図るための重要な証明となります。何せ、ただでさえリソースがギリギリの国であったのに、災害まで頻発しますから、**集団で効率よく、みんなで助け合っていくことが、その環境で生き抜くために最も重要だった**のです。

そして、そんな状況にもかかわらず集団に迷惑をかけたり、ルールに背く人間がもし現れたら、その人を集団に置いておくことは集団の人々の不利益に直結したのです。現代の都市部に住んでいると、こうした考え方は今ではもう消滅しているのではないかと考えがちですが、地域によってはいまだに、回覧板を回さないとか、組合に加入させない、ごみを捨てさせてもらえないなどという、昔ながらの村八分が存在するというニュースが時折聞かれます。

相互に信頼が高い社会は、社会性の高さの産物であって、結果として治安の良さや清潔さなどにもつながっているでしょう。しかし、相互の仲の良さ（社会性）の罠と言うべき部分も厳然と存在します。**集団的排除といった、何かしら別のネガティブな側面とトレードオフになっている**可能性があるわけです。

## 日本人の性質が変わるには1000年かかる？

ここまで、日本人ならではの社会性について述べてきました。しかし、今やすでにグローバル時代であり、しかもインターネットを介してあっという間に情報もお金も動く状況です。独自の文化、国民性を築いてきた日本人も近い将来、性質や行動が他国の人たちのように変わっていったり、社会性が低くなる方向、つまり正義中毒の人が減ったり、社会的排除が起こりにくくなる方向に変化していったりするのか、気になるところです。

日本が現在のようなペースで変わっていくとすると、それには、はたしてどのくらいの時間が必要なのでしょうか。このことは、裏返せば現在の日本人がどのくらいかかって今の姿になったのかを考えることで試算できます。

少しややこしくなりますが、現在の遺伝子多型の割合から、数学社会学的に以下のような計算をすることができます。

同一の遺伝子座《いでんしざ》（染色体やゲノムにおける遺伝子の位置を言う）に属しながら、突然変異などを原因としてDNA塩基配列が変わってしまった遺伝子を、対立遺伝子と呼びます。この対立遺伝子が1種類だった場合で、どちらも最初は均等に存在したと仮定すると、片方（50％）が0になる（消失する）までには1000

年かかる計算になります。例えば、AとBそれぞれの性質を持つ二つのグループがいたと仮定します。Aの方が環境に適していた場合、Bが消えるのに1000年かかるということです。

1000年という年月が、現生人類の歴史のなかで長いと考えるか短いと考えるかは、あくまでも捉え方次第です。しかし、1000年前の平安時代、あるいは800年前の鎌倉時代、300年前の江戸時代と現代とでは、それぞれ産業構造も移動の方法も、コミュニケーションの手段に至るまで、生きていくために最適な方法やそこに必要とされる社会性も大きく変化しているはずです。一方、防災のレジリエンス（逆境から回復する力）はテクノロジーにより向上したとはいえ、天災の多さ、深刻さは今も昔も変わりません。

つまり、我々が生きる世界はかなり劇的に変化しているにもかかわらず、体の中は、かなり昔の環境に適応させてきた遺伝子をいまだに引きずって生きているということが言えるでしょう。1000年前は賢かったはずのことが、今では愚かになってしまっているとしても、遺伝子的には全く不思議ではないわけです。

## 日本に住めば、誰でも「日本人」になるのか

もう少し想像を広げてみましょう。日本人の遺伝子を一切持たない外国人が日本にやってきて、この社会で生きていく場合、将来彼らはどうなってしまうのでしょうか。

私の考えでは、一世代で変わることはそうないかもしれませんが、**その人が持つ遺伝子や人種的な面よりも環境要因の方が強く、日本に住んで数世代を経る長い時間が過ぎればやがて、誰もが日本人的になってしまう**と思います。

彼らもやがて、日本における社会性の高さによるメリットとデメリットのふるいに淘汰され、自然災害の恐ろしさと、そこから回復するための方法を学ぶでし

ょう。そして、そこに自己を最適化させるためならば、自分の意見を声高《こわだか》に叫ぶよりも、腹の中をなるべく見せずにほほ笑んで、上位の意見、全体的に醸成される雰囲気から大きく外れずに生きていく方がメリットが大きいと知るはずです。それが肌に合わない人なら、日本を出ていくことが選択できるはずです。

環境要因は、やはり無視できないものなのです。

ここまでは、何が日本人にとって愚かなのか、そしてなぜ同じ日本人同士なのに互いに愚かだとけなし合ってしまうのかを考えてきました。それには日本という国の特殊性が深く関わっている可能性についても考察してきました。環境要因を変えることが簡単でない以上、日本人の根本的な考え方、社会性の高さが大きく変わることはなさそうだということも示唆されることを論じました。

次の章では、**なぜ人が人を許せなくなってしまうのか**、について考えていきましょう。

第3章

# なぜ、人は人を許せなくなってしまうのか

## 人間の脳は、対立するようにできている

第3章では、なぜ人が人を許せなくなってしまうのか、脳科学の観点から考察します。同時に、その結果を示すわかりやすい対立の例として、今世界で起きている左右（いわゆる保守とリベラル）の争いについても触れていくことにしましょう。

結論を述べてしまえば、**そもそも人間の脳は誰かと対立することが自然であり、対立するようにできています。**

「自分以外は全員愚か者」「自分以外は全員敵」と考えることも、あるいは「自分以外は全員優秀」もしくは「自分以外はすべて仲間」と考えることも論理的にはほとんど同じことです。単に基準の取り方を変えただけですから、どちらが上

とか下とか考えていい気分になったり落ちこんだりするのは、かなり馬鹿ばかしい話です。ただ、そう考えてしまうのは自然なことだから、ある程度はもう仕方がないので諦めざるを得ないと割り切ることも必要だということにもなります。繰り返すようですが、自分と他人とを比較して、優秀だとか愚かだとか考えても本質的にはあまり意味はないということです。

当たり前のことですが、人間はそれぞれ違うものです。他人を「愚か」あるいは「優れている」と捉えようとすることは、異なっていて当たり前の他人に対して、自らの基準を無理に当てはめているだけに過ぎません。また、いくらこちら側が勝手に相手を自分の枠にはめたところで、相手がそのことだけで変わるはずもありません。したがって、誰かをバカだとか、頭が良いなどと定義しようとすること自体、意味をなさないのです。

とはいえ、ささいなきっかけで誰かをバカだと断じてしまうのも人間の特徴であり、そんな自分自身を苦々しく思う人もいるのではないかと思います。人を許せない自分に息苦しさを感じるのであれば、本章でこれから述べていく科学の知見を活かして、少しでも肩の力を抜いていただければと思います。

## 人は、なぜいとも簡単に他人を憎むのか

脳科学で紐解く最初の事例として、**人はなぜ、いとも簡単に他人を憎むようになってしまうのか**、私自身が体験したケースを例として挙げつつ、分析を加えていきたいと思います。

私が大学院生だった頃、イタリアで行われたHuman Brain Mappingという学会に参加したときのことです。こんなことを経験しました。

時は2006年のサッカーワールドカップ（ドイツ大会）のさなかでした。私

は、繁華街にあるスポーツバーで、ドイツ代表の試合を観戦していました。店内にはさまざまな国の人たちがいたのですが、ドイツが失点すると、大多数のフランス人は大喝采《かっさい》をあげるのです。フランス対ドイツの試合ではなかったのにもかかわらず。

フランスとドイツという二つの集団による対立の局外にいる私にとって、その光景は非常に不思議なものとして映り、率直に驚かされました。それでも、たかがスポーツの1ゲームの話に過ぎないと思っていたのです。

数日後、同じようなシチュエーションで、日本対オーストラリアの試合をスポーツバーへ見に行きました。そこには韓国人のグループがいたのですが、先制した日本代表が追いつかれ、逆転されると、大変な盛り上がりを見せたのです。

私は、かなりの衝撃を受けたことを正直に告白しなければなりません。今度は、私も日本人という集団の当事者です。

日韓両国の間にさまざまな問題があることは、歴史的な話として、あるいは二ュースの一端としてある程度は知っているつもりでしたし、韓国人のなかに、日本が好きで友好的な人もたくさんいることは十分に認識していたのですが、韓国と直接対戦しているわけではないサッカーの試合で、こうした反応が起こるという事実を目《ま》の当《あ》たりにしてしまうと、やはり少なからぬショックがありました。

「こんなふうに思われていたんだ……」

事前に知識があったにもかかわらず、一瞬で警戒心が自分のなかに湧いてくるのを感じてしまいました。そして逆に、自分がいとも簡単に、彼らにレッテルを貼って、憎く思うような状態に持っていかれそうになったこともショックで、この日の経験は忘れがたいものとなりました。

彼らは、もちろん韓国人のうちのごく一部に過ぎないでしょう。そもそも私には、韓国を不当に低く評価することのメリットなどどう考えてもないし、むしろ偏見を持つことは理性に反した恥ずかしい行為と考えています。にもかかわらず、そういった理性や知識を越えた強い感情が自分に生起したことに驚いたのです。

一方で、冷静になればこんなことも考えられます。2019年には、主に政治的な理由から日韓両国間の行き来は減少しましたが、近年日本には、毎年700万人以上の韓国人が訪れていたそうです。先に述べた通り、状況の変化により増減はありますが、それだけビジネス上の交流があったり、観光地としても魅力を感じていただいていたということなのでしょう。

しかし、ごく一部の日本人の集団が、過激な排外的行動をとっているのに出くわすことがあります。もしかすると、最近はますます増えているかもしれません。せっかく日本を楽しみにして来たのに、そんな場面に遭遇してしまった韓国人の気持ちを思うと、いたたまれなくなります。もしかすると、ヨーロッパで私が体験したものと同様のショックを受けているかもしれないからです。

## 不一致ゆえに惹かれ合い憎み合う人々

一方、**長い時間をかけて徐々に人を許せなくなる事例**もあります。その典型は、いったんは愛し合って結婚したはずの夫婦が、「性格の不一致」を理由として離婚していくことです。

最高裁判所の司法統計によれば、離婚申し立ての動機（三つまで回答できる）は、中立人が男であろうと女であろうと「性格が合わない」が第1位です。確かにそれ自体は理解できるのですが、見方を変えれば、そもそも性格が完全に一致する人間など、絶対に存在しません。自分自身のなかにすら人格の対立があったり矛盾があったりするのに、他人との一致を求めるなんて、少し不思議には思わないでしょうか。

結婚したからには、当初は何らかの惹かれ合うものが存在したはずですが、脳科学的には、実は**惹かれる理由も「互いが不一致だから」こそ**なのです。つまり、合わないことこそが楽しかったはずなのです。

なのに、結婚するとかえって不一致を憎むようになってしまうのは、皮肉にも、恋人だった頃より互いの距離感が近くなってしまうことが、かなり有力な理由と考えられます。

遠くから見ているときは、不一致が尊敬や愛情の対象なのに、近寄ってみると、急に目を背けたくなるような部分があったことに気が付いてしまうからです。結婚からまもなくして気づくこともあるでしょうが、数十年後、夫がリタイアして一緒にいる時間が急に増えたことで、それまでは見過ごしていた不一致が問題としてどんどん浮上するケースも考えられます。

そもそも人間は、自分自身のことですら理解できず、自分を100％好きになることも難しいものです。それが他人となればなおさらです。**たとえ夫婦であろ**

うと、適切な距離や愛着のレベルが存在していて、そこに過不足があると、途端に不一致が粗《あら》として感じられるようになってしまうのです。

これは、異なる国、異なる文化でも同じかもしれません。遠く離れていて、あまり利害関係がない国同士は憧れを抱いたまま比較的きれいな友好関係でいられるのに対して、距離が近い国は関わりが多い分、因縁も残りやすく、近親憎悪的な関係になりやすくなるからです。近年の日韓関係や日本人と韓国人の一致感あるいは不一致感も、もし距離がもっと離れていたら違っていたのかもしれません。

## どんな天才も近付けば「ただの人」

近寄ると粗だらけ、ということで言えば、よりわかりやすい例は、いわゆる

「天才」と呼ばれる人々です。

世の中にはさまざまなジャンルで、一芸に秀でた天才がいます。容貌の整ったタレントや、優れた頭脳を持つ研究者、才能あるアーティストなど。彼らの優れたところを見て、多くの人は感嘆、驚嘆するわけです。

しかし、このような**天才たちも、観衆とある程度の距離があって、見せたいところだけを見せているから天才に見えているだけだ**と言えるでしょう。同じ人でも、実際に親しく付き合ってみたら食べ方が汚かったり、部屋を片付けられなかったり、人とうまく話せなかったり、暴力的だったり、さまざまな短所や問題点が隠れているかもしれません。どんな距離感でも、どんな場面でも常に愛すべき天才としてい続けられるという人は、めったにいないと思います。

この関係性は、多くの人が美しいと感嘆している富士山のありようとよく似ています。遠くから見ると、山頂は白く山体は青く、形も美麗そのもので周りに遮《さえぎ》るものがない、独立峰の成層火山。古くから信仰の対象になってきた霊峰であることもうなずけます。

しかし、実際に富士山に登ってみると、多過ぎる登山客、ごみの散乱など、あまり見たくなかった光景が広がっています。

これならば、遠く離れたところから見ているだけの方がよかったと言う人が少なからずいるのも不思議はありません。人間関係においても同じく、遠くからきれいなところだけを眺めている方がよいというケースがあるのです。

## 集団の持続こそが正義

哺乳類のうち、かなりの種が、個体としての脆弱性をカバーするために、集団を形成するという方法をとります。特にヒトではその傾向が顕著となり、ともすれば、集団主義をとりやすくなる性質を持っています。

そして、なぜかこうした**別々の集団は、互いに対立しやすくなります。**集団主義とは「自己の所属している集団が集団であり続けることこそが正義」というもので、ことによってはその他の倫理観がすべてオプションになってしまうくらい強い優先度があります。

これは、集団の正義を信奉する、ということとは少し異なります。自分好みの正義があるからその集団に属するのではなく、集団の一員であることそのものが、生物としての安全性を高め、生活の効率を高めるための武器になるため、**集団への所属と、所属した集団の持続そのものが最優先の目的となります。**正義という言葉を使うのであれば、何があろうと所属している集団が続くこと、そして集団の存続を脅かすものから集団を守ることこそが正義なのであって、それ以外に優先すべきことなどないというわけです。

集団内の正義とは、つまり集団を守り、集団を持続するために適するか、不適かによって判断された決まりごとの集積です。

そして、**人間は集団で生きることに非常に長《た》けた生物であって、それに成功したからこそ発展してきた**と言えるでしょう。長いものに巻かれるという行為そのものが実はすごく自然で正しいことを、私たちは暗黙のうちに知っていて、ほとんどのケースでそのように振る舞っているわけです。そんななかで、ある個人だけが集団でい続けるのを否定することは、こうした流れと矛盾し、混乱を生んでしまうため、どうしても摩擦が起こりやすくなってしまいます。

人間は、遺伝子レベルでは98％以上チンパンジーと同じです。残り2％足らずの部分が異なったことが前頭前野の大幅な発達の要因となり、知識や複雑な言語体系を構築させて、人間に特徴的な能力を身に付けました。特に注目すべきなのは、集団であること、つまり社会性の強化、複雑化のために使う能力です。集団のなかで正義を体系化し、ルール化して、社会性を高めてきたのが人類の進化の歴史であったことが窺《うかが》えると思います。

## 「リベラル」と「保守」の対立は、脳が引き起こしていた？

社会的なルールに関する取り決めの代表的な例は、大統領などの国家元首や、議会などの選挙を通じて実現される民主主義です。ここに、人間ならではの興味深い現象が見られます。政治における左右の集団の対立、いわゆる「保守」対「リベラル」の分裂は、実は脳の性質の差異が起こしているのではないかという、非常に知的好奇心をくすぐられる本が、少し前にアメリカで話題になりました。

社会心理学者でニューヨーク大学スターンビジネススクールのジョナサン・ハイト教授による『The Righteous Mind: Why Good People are Divided by Politics and Religion（2012）』（邦題：『社会はなぜ左と右にわかれるのか――対立を超えるための道徳心理学』高橋洋・訳、紀伊國屋書店　２０１４年）です。

「リベラル」を、新奇探索性（リスクを冒してでも新しい物事に挑戦しようとする性質）が高く、善悪や倫理観に親和性が高い判断をする人たちの集団、「保守」を、新奇探索性は低く、自分が慣れ親しんだものと違うものや違う判断を好まず、善悪や倫理観よりも慣れ親しんだことを選択しやすい集団と仮定します。その結果、この本のなかでハイト教授は、**リベラルが保守に勝つことは、科学的に不可能であろうことを示唆しています。**

ただ、この主張は日本で暮らしているとなかなか実感しにくいものがあります。日本ではこの種の研究が遅れている、ということではなく、実は日本社会を対象とすると、うまく研究のデザインができないのです。日本におけるリベラルと保守は、必ずしも政党としての政策とは一致しないため、どんな集団を支持し、投票するとリベラルなのか、あるいは保守なのかをクリアにしにくいのです。

お気づきの方もいると思いますが、日本においてはリベラルの主流も保守の主流も、与党野党の対立ではなく、長い間、自由民主党内の派閥という形態で存在してきました。党内での議論が国会の大方のシナリオを決めてしまうため、パブリックな場でリベラルと保守が議論するわけでも、選挙の際に有権者が、自らをリベラルなのか保守なのかと考えて行動しているわけでもありません。その派閥も表向きは政策集団をうたっていながら、実情は世襲や出身母体などの人間関係重視、つまり縁故的な要素が強い集団だという面も軽視できません。

そして、特に衆議院議員選挙が小選挙区制になった後は、「通常はとりあえず自民党に投票し、自民党が大きな失政をした場合のみ野党に投票する」という選択パターンをほとんどデフォルトのようにしている（投票できる自民党の候補者は選挙区に一人しかいないので、その候補者が保守寄りかリベラル寄りかを検討のオプションにしにくい）場合が多いのです。このように日本は、ハイト教授のような研究者が対象とするには、分析が難しい国なのです。

一方アメリカは、日本よりも明確に「リベラル＝民主党」「保守＝共和党」と分けることができます。無論、民主党のなかにはヒラリー・クリントンもいればサンダースもいるし、共和党のなかにはトランプを支持する層もしない層もありますが、有権者が投票する際は、自らが今リベラルを支持するべきか保守を支持するべきか、日本と比べると明確な考えの下で投票できます。したがって、研究対象としては解析しやすいわけです。

ハイト教授は結論としてリベラルが保守に勝つことができないとしています。その内容は著書で読んでいただくとして、私は脳科学の面から、いくつか指摘をしておきたいと思います。

## 支持政党は遺伝子で決まっている？

まず付け加えたいのは、アメリカの民主党支持者と共和党支持者の間では、ドーパミンD2受容体（DRD2）のある多型（遺伝的なバリエーション）の割合に有意な違いがある、というデータがあることです。

データの分析を要約すると、**民主党支持者＝リベラルに親和性を持つか、共和党支持者＝保守に親和性を持つかには、生まれつきの遺伝的な素質が関与している**、ということです。これは、もちろん100％ではなく、あくまで統計的な有意差があることを示しています。

ここではわかりやすくするために、前者を「リベラル脳」、後者を「保守脳」と表記することにします。

政治的にどちらの政党を支持するかで、リベラル脳と保守脳の違いが見出せると言っても、民主党支持者が全員リベラル脳で、共和党支持者は全員保守脳ということではありません。しかし、もしも何の知識も経験もない状態で、リベラル脳の集団と保守脳の集団に民主党の情報と共和党の情報を平等に与えるようにすれば、リベラル脳は民主党を、保守脳は共和党を選ぶ比率が有意に高くなるであろう、ということになります。これは、あらかじめリベラル脳を持って生まれるか、保守脳を持って生まれるかによって、どちらの党の考え方や政策に親和性を持ちやすいかが、ある程度決まっているということなのです。

リベラル脳に共和党の考え方や政策が、反対に保守脳に民主党の考え方や政策が全く響かないということではなく、あくまで親和性の高低があるということです。

これは、絵画に例えるならば、画材と支持体（絵の具を乗せる紙やキャンバス）の関係でうまく説明できるでしょう。多くの油彩画は、一般的に布張りのキャンバスを支持体にしているのに対し、水彩画は紙に描かれることが多くなっています。もちろんすべてが当てはまるわけではないでしょうが、布に水彩絵具で描くのは難しいでしょうし、保存も困難になります。色の乗り方も紙に描く場合とは違ってきます。逆もまた同じです。リベラル脳と民主党、保守脳と共和党の関係は、油彩画と布張りキャンバス、水彩画と紙の関係に似ています。

本人は持って生まれた受容体の違いなど知る由もなく、あくまで自らの後天的な学習や経験、それに基づいた判断で投票しているつもりなのに、その行動は実は、ある程度遺伝子的に決まっていたかもしれないということなのです。

この研究は非常に刺激的です。先ほど民主党内、共和党内にもそれぞれ考え方の違いがあると述べましたが、もしも、元々リベラル脳を持っていた人がそのまま素直に民主党の政治家になった場合と、本来は保守脳を持っているにもかかわらず、後天的に触れた情報が民主党を支持する方向に偏っていたために、あるいは本来不向きなのに優れた学習能力によって民主党で政治家を担っている人がいるとするならば、彼らの間で党内争い、対立が起こっても全く不思議ではありません。

また、脳そのものも加齢とともに変化していくため、リベラル脳のリベラルさも、実はどんどんみずみずしさを失っていく運命にあります。ここにも個人差があるため、やはり内部対立の理由になり得ます。

## 正義中毒のエクスタシー

**人は、本来は自分の所属している集団以外を受け入れられず、攻撃するようにできています。**

そのために重要な役割を果たしている神経伝達物質のうちの一つが、ドーパミンです。私たちが正義中毒になるとき、脳内ではドーパミンが分泌されています。ドーパミンは、快楽や意欲などを司っていて、脳を興奮させる神経伝達物質です。端的に言えば、気持ちいい状態を作り出しています。

自分の属する集団を守るために、他の集団を叩く行為は正義であり、社会性を保つために必要な行為と認知されます。攻撃すればするほど、ドーパミンによる快楽が得られるので、やめられなくなります。**自分たちの正義の基準にそぐわな**

**い人を、正義を壊す「悪人」として叩く行為に、快感が生まれるようになっているのです。**

自分はそんな愚かしい行為からは無縁だ、と考える方もいるでしょう。しかし、本当にそうでしょうか？

例えば、テレビを見ていたら、どこかのある親が自分の子どもを虐待しているようなニュースが流れていたとします。食べ物を与えない、暴言を浴びせる、殴る、放置する、その様子を動画で撮影する……そして傷つき、命を落とす子ども。ひどい話で、およそ子を持つ親の所業とは思えないような事件です。

マスコミは連日詳細を報じます。この親は他にもこんなひどいことをしていた、周囲からこんな証言が得られた、子どもがSOSを出していたのに、なぜ行政はうまく活かせなかったのか。このような人間に親の資格があるのか、地域は、学校は、児童相談所は何をしていたのか……。さまざまな思いが去来することでしょう。

このようなとき、こうした出来事とは全く無関係な一人の視聴者としての私たちは、無関係ゆえに絶対的な正義を確保している立場にいます。自分は、こんな風に子どもを虐待しないと思っています。そして、正義の基準からはみ出して注目を浴びてしまっている人に対して、いくら攻撃を加えようとも、自らに火の粉がふりかかることはありません。

「ひどいやつだ、許せない！　こんなやつはひどい目に遭うべきだ、社会から排除されるべきだ」と心の内でつぶやきながら、テレビやネットニュースを見て、自分には直接の関係はないのに、さらなる情報を求めたり、ネットやSNSに過激な意見を書き込んだりする行為。これこそ、正義中毒と言えるものです。このとき人は、**誰かを叩けば叩くほど気持ちがよくなり、その行為をやめられなくなっている**のです。

## 正義と同調圧力の関係

**こうした正義中毒による対立は、他のどのような集団同士でも起こり得ます。**

与党と野党でも、会社の営業部門と製作部門でも、ドイツ人とフランス人でも、男性と女性でも同じことです。○○党だから、営業だから、○○人だから、男だから起こるのではなく、人間である以上必ず起こるのです。

不思議なことに、互いの正義中毒が、双方の需給をうまくバランスさせているケースもあります。ヘイトスピーチまがいの主張をしている集団がいる一方で、その集団に「ヘイトスピーチをするな！」と糾弾している集団がいます。もしも何らかの解決が図られて、双方、あるいはいずれかの存在がなくなってしまったら、そこに所属していた人々は、おそらくずいぶん張り合いのない毎日だと感じ始めてしまうことでしょう。
目の前にいる集団に対して「我こそは正義、お前は不正義」と言えることが快感なのですから、「ヘイトだ」「ヘイトじゃない、お前こそヘイトだ」と言い合っている状態は、いわば互いにドーパミンを出し合う状況を提供し合っている関係とも言えるわけです。「つぶしてやる」と言いながら、本当につぶれられたら困ってしまうのです。はたから見ているとほとんどコントのようで滑稽ですが、本人たちは大真面目にやっているのです。

スポーツの因縁対決にも同じような構図が見られることでしょう。日本のプロ野球では、読売ジャイアンツと阪神タイガースの戦いが、積年のライバル同士の伝統の一戦と捉えられているようです。阪神だけには負けたくない、他チームに負けても読売にだけは勝ちたい、というファン心理は、試合の勝ち負けだけでなく、チームの運営手法やファンの態度まで含め、互いに激しくけなし合いながらも、実はその対立そのものを楽しんでいるという側面があります。こうしたスポーツ等における長年のライバル関係と、そこに付随している集団心理は、世界中で見られるものです。

ただ、あくまでスポーツですから、ライバル関係もそれに伴う批判合戦も、ある種の様式美と多くの人はどこかで理解もしているはずです。もしも、巨人のいないリーグになってしまったら、一番残念なのはもしかしたら当の巨人ファンではなく、阪神ファンかもしれません。その逆もまた同じでしょう。ライバルとして認め合っている、というと美しいのですが、相互にとって「快感の素」「ドーパミンの湧き出る泉」として、麻薬的に依存している関係でもあるのです。

また、この対立構造のなかには、もう一つ根の深い問題が潜んでいます。東京ドームで、みんなが巨人のユニフォームを着て応援しているなかに、阪神のユニフォームを着て入っていくのはなかなか勇気のいることです。逆のパターンもまた同様でしょう。

なかには喧嘩をふっかけてくる人もいるでしょうし、マナーをあれこれ言われてしまうかもしれません。トラブル防止のために、特定のエリアでは他チームのユニフォームの着用自体が制限されている例もあります。いくら心の中で敵対心を持っているとしても、実際に対立する相手集団のなかにあって、一人だけ違う行動をとるというのは、なかなか心理的に負担の大きいことです。

周囲の行動に合わせなければいけない（逆らうと恐ろしいことが起きるかもしれない）と感じさせる環境要因のことを**「同調圧力」**と言います。いわば、**集団のなかで少数意見を持つ人に対して、多数派の考えに従うよう暗黙のうちに強制してしまうこと**です。

例えば、ちょっと極端な例かもしれませんが、少し前のような、同性愛者があまり自分のことを公《おおやけ》にすることのなかった時代には、自分が同性愛者だとカミングアウトすることには恐怖が伴いました。現在も、いまだに性的マイノリティに対する心ない言葉や態度を露わにする人がいます。これは、当人だけでなく擁護しようとする人の行動をも制限してしまいます。「自分には偏見はない」と公言する人たちであっても、同性愛者が冷遇されている状況で、自分自身も嘲笑されるかもしれないという思いを振り切って擁護できるかというと、正直なかなか勇気のいるところではないでしょうか。

## 欧米人がアジア人を見分けられない理由

人の脳が持つ、集団を作る機能は、自分にとってのよそ者、異質者を排除する仕組みと一体です。

日本国内やアジア圏などにいる分にはあまり感じることはないかもしれませんが、欧米諸国を訪れてみて、実感したという人もいると思います。

私の体験したケースをお話ししましょう。アメリカで、とある国内線の飛行機に乗っていたときのことです。前の座席の下に入れていた自分のバッグから必要なものを取り出そうと手を伸ばしたとき、隣席のいかにもエリート然とした白人男性が、とっさに彼自身の荷物に手を伸ばし、私をチラリと見て荷物を遠ざけようとしたのです。「このアジア人は、もしかしたら物取りかもしれない」などと思われたのでしょう。

ショックでなかったと言えば嘘になりますが、一方、私たちも人のことは言えないのではないかという疑念もまた頭をよぎりました。例えばいかにも身なりの汚い、あるいは信用ならない雰囲気の外国人が自分の横で同じことをしたら？　とっさに身構えてしまわないと言い切れる人は少ないと思います。

「人種や肌の色で差別するのはおかしい」とか、「多様な文化を理解すべき」という主張は確かにポリティカリー・コレクト（人種・宗教などの違いによる偏見・差別を含まない表現・用語を用いること。ポリティカル・コレクトネス）ではあるのですが、自分の身や財産を守るという機能はそれよりも優先されてしまうのが常です。特に、自分の属している集団の仲間内の行動であればそこまで警戒しないのに、そうではない人たちに対しては、一定の警戒心を抱いてしまいがちです。これは、安全装置のようなものでもあるのですが、自分を対象にその機構が働いているのを目の当たりにすると、動揺してしまいますよね。しかし、脳にはその安全装置があらかじめ組み込まれているわけです。

これを心理学では、**イングループ（内集団）バイアス**と呼びます。イングループ、つまり**自分の所属する集団（内集団）に対しては、自分が所属しない集団（アウトグループ＝外集団）よりも好意的・協力的に行動する傾向のこと**です。

私たちが、差別した／されたと感じ合う現象は、このイングループ、アウトグループに対するバイアスによるもので、したがって一概に悪いことだ、愚かだと非難するだけでは決して解決には結びつかないのです。

第二次大戦中、ある連合国側の白人の軍人は、同じ白人であるドイツ人を殺すことには心が痛むが、日本人を殺すことには痛みを感じない、と言ったといいます。自分たちと同じ白人には共感が働いて良心が痛むのに、有色人種の日本人にはアウトグループに対するバイアスが働いて、同じ人間であるとは感じにくくなっているわけです。白人社会で暮らしている人は、東アジアの人――例えば、日本人、中国人、韓国人を見かけだけではほとんど判別できないでしょう。逆もまた同じで、私たちがフランス人とドイツ人、イギリス人を見分けるのは慣れている人でなければ難しいでしょう。

**自分が見慣れていないグループの人間は、みんな同じに見えてしまうというのが、外集団同質性バイアスです。**見慣れていない人たちに対しては、その人の外見的な特徴にまず注目してしまうため、人格や感情の動きに注意が向かなくなる、という現象が起きます。残念なことですが、人間同士としての共感も生まれにくい状況になります。

これは人種に限りません。男女でも、あるいは異なる服飾文化を持つ人たちの間でも同じことです。男性にとって、女性は一人の人間としてよりも「女性」という外集団に属している者として認識されます。女性にとっての男性も同じです。何か議論になった際に、そこに個々の人格を認めにくいため、議論の内容よりも「議論を挑まれたこと」に反感を抱くという現象が起きやすくなるのは、このためです。

## バイアス（偏見）のズレが友情を引き裂く

この章の冒頭に述べた、サッカーワールドカップにおける韓国人たちの話も、集団バイアスが、いかにやすやすと人間の心に生じるかを示しています。このような異なる集団同士が互いに罵り合う状況について、集団同士の振る舞いの差を調査した有名な心理学の実験があります。

1954年に、ムザファ・シェリフとキャロリン・シェリフ夫妻が行った実験です。ロバーズ・ケーブ州立公園で行われたキャンプにおける研究で、泥棒洞窟（ロバーズ・ケーブ）実験という名で知られているものです。

被験者となったのは、白人・アングロサクソン、プロテスタントの中産階級出身の10~11歳の22人の少年たち。彼らを二つの集団に分け、それぞれキャンプを張ってもらいます。その上で偶然を装い出会わせます。二つの集団の間には、スポーツなどで競争心が生じるような状況に仕向けます。例えば、競争に勝ったグループは賞品を獲得できるなどという設定をするのです。すると、双方の集団の間にはいとも簡単に対立感情が生まれ、激しく争うようになっていきます。さらに相手集団の旗を燃やしたり、殴り合いに発展したり、相手のキャビンに夜襲をかけて盗みを働いたり、一緒に食事をする食堂で残飯を投げ合ったりするなど荒れ放題の状況が生じました。

これは、隣の学区の学校同士や、隣り合っていてよく似ている二つの町同士などの間でも、ささいなきっかけが元で争いが起こりかねない可能性を示しています。「○○県ではA市とB市の仲が悪い」「南米の国同士は、サッカーの試合になると殺し合う勢いで戦う」というような事例は、同根であると言えるのです。

見た目に大きな違いがなくとも、人種も宗教も年代も性別も同じ集団同士でも、きっかけさえあれば容易に境界線が引かれてしまうのです。

## バイアスは脳の手抜き

人間は誰でも、どんなに気を付けていても、集団を形成している仲間をその他の人より良いと感じる内集団バイアスを持つものです。するとグループ外の集団に対しては、バカなどというレッテルを簡単に貼り付けてしまうのです。例えば、日本人の失敗であれば何でも喜ぶ韓国人、ドイツ人の失敗であれば何でも喜ぶフランス人――みな、それほど強い悪意を持っているというよりは、ただ脳が手抜きをし、バイアスに乗っ取られているといったような状態です。この状態における脳の処理は、自動的に生起される楽な処理、言い換えれば一元的な処理です。日本人とはそういうものだ、フランス人はだいたいそんな感じだ、と決めつけてしまうときには、気を付けた方がいいでしょう。

ある集団にとって、グループ外の人々をあれこれ細かいことを考えず一元的に処理できるというのは、脳がかける労力という観点からは、コストパフォーマンスが高い行為です。「あの人たちはああだから放っておけ」とひと括りにしてしまうことで、余計な思考や時間のリソースを使わずに簡単に処理することができるわけです。本来は、韓国人にもフランス人にも、関東人にも関西人にも、男性にも女性にも当然、個々にさまざまな違いがあり、その人の歴史や独自の考えもあるわけで、本来はその一人一人に対して、丁寧に判断をしていく必要があります。しかし、**このバイアスが働くと、手間をかけずに一刀両断できる**のです。

このやり方は、単純に「あの集団は自分たちとは違う」と考えるだけでいいため、迅速に判断しなければならないときには非常に便利です。省力化の名の下に、脳が「ズル」をしているとも言えるでしょう。

アメリカのトランプ大統領を取り巻く状況は、一元的処理を行う人たちの好例と言えるかもしれません。トランプ大統領に批判的な集団は、彼をバカと呼びます。そうと決めつけてしまえば手軽にすっきりします。そして、いわゆる「トランプ現象」の背景には何があるか、といった深い考察は疎《おろそ》かになっていきます。

一方、トランプ大統領の支持者や、ひょっとしたらご自身も同様かもしれませんが、批判する人、敵対勢力に対しては、「国民の敵」や「フェイクニュース」

などと、さまざまな一元的な処理をしていきます。その批判に根拠があろうとなかろうと、適切な指摘であってもなくても、トランプ大統領を支持している集団の人たちにとっては、大統領がツイッターで「あの批判記事はフェイクニュースだ！」と決めつけることが痛快に感じられます。と同時に、あまり聞きたくないような、自分たちに不利な批判に対しては、完全に無視するか、またはさも大した価値がないかのように決めつけて、一括処理するのです。

## 本質的な正しさより、仲間内の正義を優先する人々

人は誰しも、自らを律していなければ、身内には甘く、それ以外の他人には厳しい態度を取るようになってしまうことが往々にしてあります。これは、内集団バイアスの説明ですが、再度詳述すると、**自分の所属する集団内の人物について**

**は評価が甘く、集団外にいる人物には厳しくなる**というバイアスそのものです。

例えば、政治的に敵対しているAとBの勢力があったとして、Aの有名な政治家が倫理的に悪いとされること（例えば政治資金等に関わる不正）をしていると報道されたらどうなるでしょうか。Bの人たちにとっては格好のネタとして一斉に攻撃を始めます。集団外の人物の失敗だからです。「ひどいやつだ」「政治家の資格があるのか」「すぐに説明責任を果たせ」……などなど、よく聞いたことのあるフレーズをあれこれ駆使して責め立てるでしょう。

では、同じことをBの政治家がした場合は、Bの人々の反応はどうなるでしょうか。「それが政治家の能力的に何か問題となるのか」「この程度で政治生命を絶たれるのは惜しい」「そんなことよりもっと本質的な議論をしたらどうか」などというコメントを口々に発するのではないでしょうか。もちろん、特定の事件を想定しているわけではないのですが、あまりにも頻繁にこうしたことが起きるので、実際の出来事を想起する人もいるかもしれません。

また、以下のような現象も説明できます。**「ある集団において正しいとされていること」以外は受容することができず、無視してしまう**現象です。

２０１４年に、筋萎縮性側索硬化症《きんいしゅくせいそくさくこうかしょう》（ＡＬＳ）の研究を支援することを目的とした、アイス・バケツ・チャレンジが話題になりました。各界の著名人がこぞってチャレンジし、その様子がＳＮＳを通して大きな話題になっていきました。すると、このムーブメントを支持する人としない人とが、ツイッター上で舌戦を繰り広げるようになったのです。「氷水をかぶってＳＮＳにアップロードする行為が本当にＡＬＳ患者のためになるのか？　ただの売名行為だ」という反対意見と、「それは違う。有名人がやるからこそ支援が広がるのだ」といった賛成意見の対立です。

そんなか、あるＡＬＳ患者本人によってアイス・バケツ・チャレンジへの感謝のコメントがツイートされました。しかし、この運動に反対意見を持つ人には、当該ツイートはほとんどリツイートされず、せっかくの当事者からの貴重な声だったにもかかわらず、無視されてしまう格好になったのです。

当事者が「役に立っているので感謝する」と言っている以上、「患者の役に立つか、立たないか」論争はそこで結論が出たと言ってよく、すみやかに収束しそうなものですが、反対派にとっては、自分たちの存在意義を根本から崩すコメントであるために、直ちに受け入れることが難しくなるのです。

さらには、自集団内で自集団の存続に不利になるような行動（この場合は当該コメントのリツイート）をとると、「裏切り者」などと排除され、時には激しい攻撃にあってしまいかねないため、そうした行動をとれないという事情も生起します。

## 正義を旗印に巨大化する集団

あらゆる集団が成長しようとするとき——例えば宗教団体も、発生段階ではイングループ（内集団）バイアスを利用したと考えることができます。「集団内の教義＝『正義』」と考えてみると、その定義に反対する集団はすべてアウトグループとなります。**集団外から迫害を受けることを「『正義』の行動を阻む悪」として、集団内のみなの共通の敵であると号令をかければ、集団の結束はどんどん高まっていきます。**

多くの世界宗教といわれる宗教でこうした構造が見られたようですが、代表的な例としては、初期のキリスト教は迫害されたことにより、かえって信徒たちが信仰する心を強くし、集団としては大きく強靭になったのです。日本における宗教の歴史でも、日蓮の布教スタイルはこの流れとよく似ています。敵をあえて作り、相手側からの攻撃をむしろ信仰心を高める要因として、集団を形作る信徒たちの活動を促進し、集団として非常に強靭で長期的に続くものへと成長させることに成功しています。

脳科学的に見て、こうした「正義のためにある種、身を挺して戦う」ということの効用は大きく、脳内の報酬系を活性化させる行為だと言えます。人間をよく観察し、許せないという感情を正義と結びつけ、集団内の結束の強化に使いながら、同時にそれ自体も快感となるわけです。宗教が内部で分裂、分派していくときも、同じような流れとなることが多いようです。

攻撃に耐え得るメンタルとリソースがあるなら、という条件付きではありますが、アウトグループからは一定の反発を買うような正義の構造を作ることができれば、後はアウトグループからの攻撃を利用して結束を固め、一丸となって対抗することの繰り返しによって大きく組織を拡大していくことができるでしょう。

## ネット社会は確証バイアスを増長させる

前項を読んだ人のなかには、自分は宗教とは無縁だから、と考える人も多いかもしれません。ただ、こうした現象は、宗教団体に限定されるものではなく、あくまで宗教団体は例の一つなのです。**こういった集団の性質は、ネット社会の進展によって、より密になりつつあり、あなたも気が付かないうちにそのシステムのなかに入ってしまっている可能性が高いのです。**

ＳＮＳでは似たもの同士でつながることが多く、自分と同じような思考をするグループから、自分が欲している情報だけを取り入れ、受け取るようになります（後述しますが、広告もそうです）。日々それを繰り返しているといつのまにか、自分は正しい、自分の主張こそが正義だ、これが世の中の真実だと考えるように仕向けられてしまいます。この現象を確証バイアスと言いますが、集団内でも起こることがあります。これはある意味、深層学習をしていくことの恐ろしさでもあります。

インターネットの世界でのビジネスとは単純化すれば、広告媒体としてネットユーザーたちにいかに「クリックしてもらうか」です。そのために個々の検索の傾向を収集し、それに合わせて関心のありそうな情報や広告を提供します。それは元々、ユーザー全体の好みを分析した情報がベースになっています。

ですから、個々のユーザーの画面には、かなり高い確率で本人が関心を示すような、必要としているような広告を効率よく表示させることができるのです。つまり、ユーザー本人としては、毎日ネットの世界と接し、**新しい情報を補給しているつもりが、しばしば自分の嗜好を基に構成された、自分好みの偏った情報が示されているだけ**であるのです。

私たちがネットで新しい知識を得た、新しいニュースを知った、と思っていても、実はそれは**フィルターにかけられた情報ばかりで、自分の世界は非常に限定的であるかもしれないということを、意識する必要がある**でしょう。ネット企業や広告主は、別にあなたに満遍《まんべん》なく情報を得てほしい、バランスよく世界を知ってほしいと思っているわけではなく、いかにたくさん「クリックされるか」をシンプルに追求しているだけだからです。

こうなってくると、ありきたりな話のように思えますが、さまざまな新聞や書籍を選り好みせずひと通り読むという行為は案外大切なのかもしれません。また、わざと自分と意見の合わない人、ジャンルやカテゴリーの違う人をフォローしたり、まったく関心のない情報を意識して検索してみたりするのも有効でしょう。

これについては第4章でもまとめて考えてみましょう。

## 加齢が脳を保守化させる

できることなら、アウトグループの人の考え方も、ただ「アウトグループだから」という理由で排除したりせず、異なる考え方を尊重し、互いを認め合いたいものです。

しかしこれは、脳科学的には難しい問題でもあります。実は、どのような相手に対しても共感的に振る舞い、人間として尊重し、認めていくという機能はとても高度なもので、前頭葉の眼窩前頭皮質《がんかぜんとうひしつ》という領域で行われています。

ここは25~30歳くらいにならないと成熟せず、さらに、しっかり発達させるためには、相応の刺激（教育）も必要になります。また、重要な部分なのに、アルコール摂取や寝不足といった理由で簡単に機能が低下してしまいます。しかも、その機能が得られるまでには人生の3分の1近い長い時間がかかるのに、衰えてしまうのは早いのです。

最近よくニュースなどで見る、いわゆるキレる老人を典型的なパターンとして思い描いていただけるとわかりやすいかもしれません。老人が**相手に有無を言わせず、自分の倫理だけを信じて、直情径行的に行動してしまうのは、前頭葉の背《はい》外側《がいそく》前頭前野が衰えているから**かもしれません。一般に、加齢とともに思考が保守化すると言われますが、同じ理由で説明できます。実際は、脳が老化したから保守化したということが疑われるのです。ここで言う保守化は、政治思想的な保守という意味ではなく、自分が元々持っていた思想の傾向が、より純化され、それ以外の意見は自動的に棄却される確証バイアスが働いて、さらに思考が硬直化していく、といったイメージです。老化とともに、自らの所属している集団の論理しか受け付けなくなってしまうのです。

## 理性は直感に勝てない

思想的な保守とリベラルの話も少ししておきましょう。脳科学的に見ると、**理性と直感が対立すると、ほとんどの場合、理性が負ける**ようになっています。これはすでに述べた通り、リベラルが保守に勝つことが難しい理由でもあります。もっと身近な例で言うと、ダイエットがなかなか成功しないというのは、これと同じ構図によるものです。

保守の人は安全志向で、自分が得てきたこれまでの成功体験を信頼し、そこから大きく外れることなく生きる方がより賢い（安全だ）と考えています。安全確実な方法をより価値が高いとし、優先する慎重派と言ってもいいでしょう。一方、リベラルの人たちは、すでに存在している確実なパラダイムに対して、常により新しい別の選択肢がないかを考え続け、ロジックを更新していこうとします。そして、そうした行為自体が人間としてあるべき正しい姿だと考える傾向が強いと言えます。

この両者は、脳科学におけるいわゆる「ボトムアップ」と「トップダウン」のプロセスのせめぎ合いとも言えます。同様の言い回しは、経営や組織論にもありますが、そこにおける用語と混同しないように注意してください。

脳科学では、前頭前野が決定したことに認知的に従うことをトップダウンと呼びます。前頭前野でのコントロールによる「ダイエットすべき」、あるいは「リベラルであるべき」という思考は、トップダウンによるものです。

しかし、トップダウン的思考を行ったとき、実は後から振り返ると、意外に賢い選択がなされていなかった、ということも多いのです。よくありがちな例はダイエットとリバウンドの関係です。人は前頭前野でダイエットのメリットを思考します。容姿を良くしたい、健康に生きたい、とにかく目標を達成するクセをつけたいなど、自らのあるべき姿を設定して「ダイエットをするぞ」と決めます。すると、本来人間が持っている「食べたい」という本能、つまりボトムアップからの欲求をそれこそ365日、起きている間中、抑制していなければならなくなります。そしてダイエットのことばかりに脳のリソースを奪われ、他にやらなければならないことはたくさんあるのに気が回らなくなります。すると次第に面倒になり、あるいはあまりの面白みのなさ、つらさに嫌気が差してダイエットは主たる思考の座から追われ、リバウンドしてしまうというわけです。

リベラル、つまり「理想的な社会を作る」「正しくあるべきだ」という思考の制御は、前頭前野で行われています。ダイエットすべきだ、痩せている方が美しく健康的だ、という思考と、これまでの（古く誤っているかもしれない）方法は否定すべきだ、社会はより正しく変わるべきだ、という思考は、いずれも現実に対して、ボトムアップの思考を殺し、強制するように行われているものです。

極端な例かもしれませんが、一つの思考実験として以下のような状況を考えてみましょう。自分が尊敬する父親から、次のように教えられて育ってきたとします。父は自分に、「困っている人がいたら必ず助けてあげなさい」と常日頃から説き、そう振る舞ってきました。そして、自分もそれに納得しているとします。

では、実際にお隣さんが「うちは生活が苦しいから、これから毎日食べ物をくれないか」とか、「お宅にはクルマが余分にあるのだから、うちにも使わせてもらえないか」「洗濯機が壊れたから、好きなときにあなたの家で洗濯させてほしい」などと、要求してきたとしたらどうでしょうか。

父の教えに従うのであれば、隣人の要求に従うことが正しい振る舞いだということになります。しかし、本当にその教え通りに生活を続けていたら、最終的にはこの隣人にすべてのリソースを奪われ破産してしまうおそれがあります。場合によっては、生命の危険を感じることすら起こり得るかもしれません。

## 脳は「賢くなり過ぎない」ようにできている?

これは、決して個人の意思の力といったような問題ではありません。実際は、**人間が人間であり続けるため、脳は前頭前野に従い過ぎないように、つまり「賢くなり過ぎない」ように設計されていると考えざるを得ないような作り**なのです。生きるためには食べなければいけないのに、その本能に逆らってひたすらダイエットを続ければ、そのうち健康を害し、餓死すらしかねません。元々、トップダウンのシステムが弱くなるのが健康な状態で、そのようにできているのです。

その典型は女性と出産の関係かもしれません。女性が自分の生命維持を最優先するなら、子どもを産むという行為は、リスクが高過ぎると言えます。実際に、医療がこれほど発達していない時代には、お産で亡くなる女性も多かったのです。

しかし、それでは種としての人間が絶えてしまいます。だからこそ、**トップダウンではコントロールできないような、愛情や性欲、子どもへの愛着などが強くなるように仕組んである**わけです。

記憶力も同様です。完璧に記憶でき、忘れない脳があったらいいと思う方もいるでしょう。しかし、記憶は不完全になるように、あたかも設定されているかのようです。それどころか、都合よく記憶同士を合成したり、書き換えたりすることも行われます。場合によっては、自分の昔の恋人との記憶と、現在の配偶者との記憶が混在してしまう……というような事態も生じたりしてしまうわけですが。

かといって、完璧に記憶できる人が仮にいたとしたら、一体どうなるでしょうか。嫌な思い出を忘れることもできず、周囲に合わせるための都合のよい記憶の書き換えもできず、かなりつらい人生を送ることになるでしょう。

記憶が徐々に消えていく、あるいは書き換わる仕組みが存在するのは、より良く生きていくためには自然で、当たり前のことだと言えます。
例えば、体験した危険な出来事を学習し、同様の事象を回避するための安全装置として記憶の仕組みが発達してきたのだとすれば、一定期間その危機がやって来なければ、その案件の重みづけを変え、優先順位を低く見直す仕組みが必要になります。それよりも、高頻度かつ致命的な影響を与え得る危険の方を優先的に回避するべきで、なかなか起こらないことに記憶のリソースを割《さ》いていると、かえって重要なことに対応できず、危険な状態になってしまいます。また、過去の失敗だけでなく、成功体験にとらわれやすくなるために、前例のないことには新しい挑戦をしにくくなります。

したがって、人間の能力の一部に過ぎない記憶力をことさら重要視する現代の教育や受験制度は、せっかく最適化されてきたはずの人類の生存戦略をかえってゆがめてしまっている可能性があるのではないかと思います。テストでは高得点を取るために記憶力が高い人が有利になるのは確かですが、その結果をそのまま優秀であるかどうかのランク付けとして使うのはいかがなものかと思います。

というのも、テクノロジーの発達によって、不完全な人間の記憶力はどんどん補完されるようになってきており、実際にその仕組みは社会でも利用され始めているからです。文字をパソコンやスマートフォンで打つようであれば、漢字の書き方を忘れても大きな問題にはなりませんし、そもそも人間の漢字記憶力は、パソコンやスマートフォンには絶対に勝てません。ならば、使用頻度がそれほど高くない漢字を覚えるより、素直に電子機器の恩恵に与《あずか》った方がよさそうです。

警察は、逃げた犯人を追うとき、今や目撃者の情報だけでなく監視カメラを活用します。交通事故が起きれば、当事者同士の記憶に基づく証言よりも、ドライブレコーダーの映像の方が証拠能力として高く扱われるでしょう。人間の不完全な記憶力を補完するこうした機器の性能を、私たちはすでに自分たちよりも優秀だと認めているわけです。このような機器の性能はこれからさらに高まっていくわけですから、優秀な人を見分ける基準として記憶力という尺度を使うのは、多くの人が同じように感じていると思いますが、すでに時代にそぐわなくなってきているのかもしれません。

## 「一貫性の原理」の罠

人間は、自分が言い続けてきたこと、やり続けてきたこと、信じ続けてきたことをなかなか変えられません。そして、**それまで見せてきた自分と矛盾しないように振る舞わなければいけないという根拠のない思い込みに、無意識に縛られています。**この現象を、心理学では「一貫性の原理」と呼んでいます。

いったん「私は保守です」と言えば、保守のように振る舞い続けなくてはいけないような気分になり、「あの人は嫌いだ」と一度公言してしまうと、たとえ後から案外いいやつだったとその人を見直したとしても、いったん振り上げた拳《こぶし》を下ろすことができず、なかなか仲良くなろうとできなかったりします。

「一貫性の原理」というネーミングにも面白い事実が隠されています。つまり、この背景には、**人間自身が本当は一貫していないという現実がある**のです。だからこそ、「一貫しているべきだ」という認知が働くことになり、その背景を探る研究者も出てきたのです。

甘いカフェオレが好きだけどブラックコーヒーも好き、巨人も阪神も好き、トランプは嫌いだけどアメリカ人は好き、韓国は嫌いだけどK-POPは好き……といったような、一見矛盾するような、一貫していないかのように見える組み合わせは、実は無数に考えられます。それを例えば言語的に表に出すか出さないかは違っていたとしても、本来人間は、特に一貫した好みや判断基準を持っているわけではないものだと言えるのです。

これは興味深い現象ですが、気を付けていないと、人間は自身の一貫性についいてあまりに強く縛られているために、思考を柔軟に巡らすことができないという罠にはまってしまうこともあります。

人間が自ら編み出し、構築してきた社会制度の理想をなかなか完璧に実装することができないのは、こうした、わざわざ「一貫していなくては」という意識が働かなければ揺らいでしまう人間の本質的な多面性と、社会制度をコントロールしようとする姿勢がマッチしないからかもしれません。

民主主義に代表される社会制度は、「こうあるべき」という理想的なシステムとして、人間が考え出した仕組みです。しかし、社会を構成している個々の人間の脳は必ずしも一貫性を持っておらず、理性的な考え方をするトップダウン的な脳機能は元々弱く、これ（理性）に頼るようなシステムはそれ自体が土台から脆弱性を孕《はら》みます。他人に共感できるようになるまでには年齢を重ねなければなりません。その上すぐに老化してしまい、すぐに暴走し、他人を拒絶して自分だけの正義に固執してしまいます。そのような器官を土台に据えた仕組みに頼るのは、誰でも危険なものだと気づきそうなものですが、多くの人はそうは考えていないというのが不思議です。

では、人間が自らコントロールしなければならないような制度に頼らず、AI（人工知能）の発達によって、メンバーすべてにとっての好ましい戦略を見つけられれば問題を解決できるのかというと、それもまた現時点では難しいのではないかと思います。現在の、ビッグデータとディープラーニング（深層学習）によるAIの構成では、むしろ総体としての人間が持っている粗《あら》や一貫性のなさが、過学習により増幅される方向で結論が導かれると考えられ、かえって誰もが望まない結果をもたらす危険性が高まるからです。

## 正義中毒の快感と苦悩

正義中毒にかかり他人を糾弾して快感を覚えている人でも、ふと自分の方が本当は間違っているのではないか、自分の正義に反する相手にバカという言葉をぶつける自分自身は「正しくない」のではないかなどと、自らを省みて傷つくような、矛盾した感情を抱くことがあるかもしれません。

これも脳の機能の一部です。他者を攻撃することによって、**脳も何らかのネガティブフィードバック（ここでは、怒りや攻撃性を誘発するホルモンの分泌を抑制すること）を受けることがある**のです。もしも同じ状況でもポジティブフィードバック（さらにホルモン分泌を促進すること）を受けるのであれば、互いに制御が利かず、そこら中で乱闘や戦争が起きてしまうことでしょう。

こうしたネガティブフィードバックの機能が昔から人間に備わっていたものなのか、あるいは後から備わったものなのか、まだ結論は出ていません。

私自身もこうした相反する思いが脳に同居し得る科学的な理由を断定して語ることはできません。ただし、一つの有力な仮説として考えられるのは、一人の個人のなかに多様な（時には矛盾する）価値観が共存することが、環境の急激な変化や新しい価値の台頭に一世代で対応できるという可能性を保持する基盤になるのだ、という解釈です。動的平衡《どうてきへいこう》という言い方で表現されることもありますが、こうすることによって、遺伝的な資質に頼らずとも環境の変化に鋭敏に合わせた生存戦略の速やかな変更ができるわけです。

# 第4章

# 「正義中毒」から自分を解放する

## 「許せない」をコントロールし、穏やかに生きるには

最後の章では、誰しもが陥ってしまう「人を許せない」状態から、解放されるための科学的な方法、そして日常生活や習慣のなかで前頭前野を鍛える方法について考察していきます。同時に、穏やかな気持ちで生きるための「物事の捉え方のコツ」についても触れていきましょう。

人間にとって集団の形成自体が正義であり、生存するための手段である以上、集団を守る機能は不可欠です。また、正義中毒を抑制してくれる機能を持つ脳の前頭葉は加齢とともに萎縮していく傾向にあるので、そこから完全に逃れることは難しいと言えるでしょう。

ならば、発想を転換してみるのも一つの手だと思います。社会的な生き物とし

て生きるようプログラムされていることを、むしろ強みと考えることで、より有効な戦略を取ることが可能になるからです。

## 「なぜ、許せないのか？」を客観的に考える

まずは**自分が正義中毒状態になってしまっているのかどうかを、自分自身で把握できるようになることが**とても重要です。そのためのサインとして、まず「相手を許せない！」という感情が湧いてしまう状態そのものを把握する必要があります。どんなときに「許せない！」と思ってしまうのかが自身で認識できるようになれば、自分を客観視して正義中毒を抑制することができるようになるからです。

相手は対・人でなくても構いません。「このテレビ番組は馬鹿ばかしい」「○○

党は許せない」「○○教は好きになれない」「最近の若い連中はなっていない」などといった**怒りの感情が湧いたときは、その感情を増幅させてしまう前にひと呼吸置いて、「自分は今、中毒症状が強くなっているな」と判断する**ようにします。

このとき、誰かや何かを許せない自分自身を責めたり、卑下したりする必要はありません。ここまで述べてきた通り、人間はそもそもそういう愚かな生き物だからです。むしろ心配すべきは、普段注意深くふたをしている感情が、何かのきっかけにより一気に大爆発してしまうことでしょう。それに比べれば、日々小さなことで「あいつはバカだ」と考えてしまったとしても、そのたびに自覚して「待てよ」と立ち止まれる方が、適切な抑止力になるのではないでしょうか。

もう少し、ポジティブなアプローチもしておきましょう。他人や自分たちとは異なるアウトグループを「許せない」「バカなやつだ」と思ってしまうのは、正義中毒が理由ではありますが、もう一歩見方を深めてみると、他人を構うことのできる程度には感情や思考のリソースに余裕があるという受け止め方もできます。

人間の脳全体の大きさや機能は、産業革命以降あまり変化していないという報告がありますが、少なくとも現在の生活は、当時とはかなり異なります。家事の機械化以前のようにご飯の煮炊きで奮闘したり、生活のために遠くから水を汲《く》んでこなければいけなかったり、明日の食料を心配したりする必要は少なくとも先進国ではなくなっています。

現代の先進地域に居住する人は、その分だけ前頭葉で余計なことを考える余裕ができたということです。昔はコミュニティ外の他人がどうあろうと自分の暮らしと自分の身の回りの人々のことで精一杯で、コミュニティ（ムラ）の外の人のことなど気にするヒマはありませんでした。今は赤の他人を気にできるくらいはゆとりがあるということでもあるのです。それだけ、より住みよい世界になっているということでもあるわけです。

## 「昔は良かった」は、脳の衰えのサイン

**もしあなたが「昔は良かったなあ」という気分に頻繁に浸ることがあったら、注意した方がよさそうです。**昔を懐かしむ行為は脳の前頭前野が老化しているサインかもしれず、正義中毒と根が同じかもしれないからです。

脳は、過去の記憶を都合よく書き換えるようにできています。つらかった経験や日常的な要素はそぎ落とされ、良いことだけを都合よく組み合わせます。思い出される記憶は相当美化されているかもしれないことに留意する必要があります。もっとも、美化されているからこそ、「良かった」と回想する対象になるとも言えますが。

例えば、「昔は良かったなあ。昭和の政治家はみなワイルドで、個性的で根性があって、リーダーシップにあふれていた。あの頃に戻るべきじゃあないのか？」という話が時々出てくることがあります。みなさんもどこかで聞いたことのある内容かもしれません。もしかしたら、共感する人もいるかもしれません。

しかし、記録を丁寧にたどってみれば昭和の政治家が現役であったとき、現在よりも良かった、と肯定できるような情報をどれだけ見つけることができるか、というのはなかなか難しいところだろうと思います。当時のマスメディアは、同時代の政治家の問題点を突き続けていたでしょうし、もちろん、選挙のルールも異なっています。長い時間をかけて改革し、今に至っているはずなのですが、そうした点はなぜかあまり想起されることはなく、あるいは忘れ去られてしまいます。そういった流れを自覚せずに「あの頃は良かった」と言うのは、いかにも都合のいい言い分ではないでしょうか。

ただ人間がしばしばこうした思いにとらわれてしまう背景には、脳の老化があると考えられます。**老化によって前頭前野の働きが衰えると、どうしても新しいものを受け入れにくくなっていく**からです。

こうした思考パターンは、さまざまな場面で見ることができます。昔懐かしい歌や映像作品ばかりを楽しむようになる、昔話しか面白いと感じなくなる、似たような食事しか取らなくなる、新しい人と知り合うよりも昔の知り合いとの再会を好むようになる……などなど、もちろんそのすべてが悪いと言うつもりはありませんが、こうした傾向が出てきたら、前頭前野の衰えを疑うサインになります。

そして、ここにも記憶の美化がつきまといます。昔の恋人を懐かしいと思っても、現在は容姿も性格も変化してしまっているはずですが、記憶のなかでは当時の姿のまま変わらない、ということがしばしばあります。ともすると、自分の方からひどいことをして別れたはずなのに、記憶のなかではあくまで仲が良かった昔のまま、甘い時間だけを都合よく覚えているということも起こりがちになります。自分がしたことは忘れてしまっていても、自分がされたことは忘れられない、ということはよくあることです。気を付けたいものです。

## 脳の成人年齢は30歳

自分の脳の老化度合いがそろそろ心配になってきた方もいるかもしれません。

実は、自分の前頭前野がどのくらい発達あるいは衰退しているのかは、MRI（核磁気共鳴画像法）検査で前頭前野の皮質の厚みを測ることで、ある程度推測することができます。

前頭前野の厚みには個人差があり、さらに成熟に至るまでには長い時間が必要です。その間に個人差がついていき、ピークから衰退するときも同じように差がついていきます。

その背景には当然、生得的な要素もあるのですが、現在わかっているエビデンスに基づくと、実はかなり**環境要因が大きい**のです。これは読者のみなさんにとって、「まだ努力次第でなんとかなるかもしれない」という救いになるとともに、「環境に恵まれなかったからダメかもしれない」という嘆きにもつながってしまうかもしれず、デリケートな話題ではあります。

ＭＲＩ画像を撮像すると、前頭前野の皮質が肥厚《ひこう》して成熟するのは、人によってばらつきがありますが、平均すると20代後半から30歳頃のようです。その時期までに、白質《はくしつ》と呼ばれる部分が次第に大きく膨らみ、厚みを増してくるのです。

白質とは、軸索《じくさく》（神経細胞から飛び出している突起状の部分）側の神経線維《せんい》が集まっている、いわば「脳の配線」にあたるところなのですが、生まれたときにはまだ裸電線のような状態で未発達です。成長するとその裸電線の軸索に脂肪の層が巻き付いていき、むき出しのままだった電線に被覆ができたような状態になります。被覆ができると、活動電位（細胞が刺激を受けたときに現れる電位差のようなもの）が早く伝わっていくようになります。

なぜ、伝導速度が上がるのかというと、この被覆にはくびれが周期的に存在していて、そのくびれを活動電位が飛び跳ねるように伝わっていくようになるからです。これを跳躍伝導と呼びます。跳躍伝導が起きると、それ以前の50倍から100倍程度の早さで活動電位が伝わっていくようになります。こうして脳は成熟した状態となります。この軸索に巻きついた脂肪の層を髄鞘《ずいしょう》（ミエリン鞘）と呼びます。また、白質の周りに脂肪の層がついていく現象を髄鞘化（ミエリン化）と呼んでいます。

脳は髄鞘化することによって成熟していくわけですが、髄鞘化が起こる時期は脳の部位によって違っています。早期に起こるのは運動野のニューロンで、これは新生児の時期にすでに起こっています。

一方、本題である前頭前野の髄鞘化は非常に遅く、思春期ぐらいからようやく始まります。早い場合でも7歳、遅い場合では9歳ぐらいからですが、スタートが遅いとダメなのかというとそんなことはなく、むしろ遅く始まる方が、実は髄鞘化がより活発に起こる可能性があると考えられています。

前頭前野の髄鞘化が完成する時期は脳の他の部分の発達のピークよりも遅くなり、25歳~30歳前後です。つまり、20代であればまだほとんどの人が発展途上ということになります。

俗に「若気の至り」と呼ばれる事象の背景を脳科学的に考察すれば、まだ前頭前野が完成しきっていないために、抑制が利かなかったり、危険をうまく予測できずに蛮勇を振るったりするのではないかということが言えるでしょう。一般には経験が不足しているためと考えられるようですが、それは、脳科学的な言い方で言うと**前頭前野が成熟していないことで相手への共感や抑制が不足し、適切な判断ができないため**だ、と言えるのです。

前頭前野の髄鞘化が起こってくると、白質が厚くなったように見えます。脂肪の層が神経線維に巻き付いたことによるものです。

従来、前頭前野の髄鞘化は、灰白質《かいはくしつ》（神経細胞の細胞体の集合した部分）と白質とを比較すると、相対的に灰白質が減り白質が増えたように見えるため、加齢による脳の機能の低下と見られていました。しかし、今世紀に入ってこの常識は覆《くつがえ》され、今では成熟した前頭前野の要件として白質の厚さを重視する考え方が浸透してきています。したがって、**ピークを迎える30歳前後からは、この厚さをどうキープしていくか**が大切であると言えるでしょう。

## 脳は経験で進化できる

人間を含め、生物の遺伝的な性質の進化（あるいは退化）には何世代もの時間が必要ですが、**個々の人間の性格や考え方、そしてその総体である集団の振る舞い、さらにその延長上にある世論や社会常識のようなものは、世代を経なくても**

**変えることができます。**

これは前頭前野の持つ大きなメリットの一つで、他人や周囲の影響を受けながら、振る舞いを一世代（つまり一人の人間における人生のなか）で変化させることができるのです。最近の例で言うと、近年の日本におけるLGBTの急速な社会的受容に伴う諸変化が挙げられます。

人間の脳は、自らの構造を観察し、フィードバックを得て自らを変えていく機能を持っています。つまり、脳自体が自分の働きを一つ上の層から俯瞰《ふかん》することができ、「自分にはこういう傾向があるから、今後はこうしよう」という具合に修正できるのです。これは生存戦略上、大きなアドバンテージで、私たちはこの働きの高い人を「頭が良い」と形容するようです。

一方で、これは前頭前野が担っている機能ですから、加齢とともにやがて働きが衰えて、行動を変えにくくなり、頑固で保守的な考えになったように見えることもあります。

この機能にも当然個人差はあるのですが、高機能であればいいのかというと実は微妙で、高過ぎると今度は調整し過ぎてややこしいことになることもあります。どこまでの「高さ」なら適度なのかははっきりしません。ただ、どんな資質でも極端に振れ過ぎると人は生きづらさを感じがちになるようです。

## 老けない脳と老ける脳の違い

「人を許せないこと」に悩む読者のみなさんは、**「許す」ための大きな足がかりである前頭前野が、加齢に伴って萎縮してしまう**という事実に、がっかりしてしまったかもしれません。残念ながらこれは事実であり、脳の細胞は、加齢とともに死んでいきます。高齢になっても、前頭前野における神経新生（神経細胞の元となる神経幹細胞が、神経細胞へと分化すること）は起こるのですが、生まれた神経細胞が髄鞘化されなかったり、神経回路に組み込まれないまま死んでしまったりします。

ただし、ここにも個人差があります。脳もあくまで体の一部なので、その部位をよく使っている人とそうでない人とでは機能に違いが出てきます。例えば、無理な食事制限をしたり、強いストレスがかかったりすると、脳の神経細胞の形成そのものにも影響があります。

どんな人でも、若い頃に作り上げた前頭前野の機能をそっくりそのままキープして、フルパワーで使い続けられるということはありません。30歳のときと、60代、70代の脳の機能はかなり異なりますし、同じ処理を行っているようでも、担当している神経細胞を構成する物質が消耗品のように入れ替わっていて、全体としては減少していきます。ベストコンディションの頃の脳の機能を、努力によって何十年も保ち続けることは、ほとんど不可能と言わなければなりません。

一方で、「あの人は歳を重ねて発言に重みが増した」などと呼ばれる人も少なからず存在します。これは、加齢によって多くの人の脳が衰えていくなかで、相対的に衰えにくい人もいて、なかには若い頃よりも高いパフォーマンスを発揮する人がいることを示しています。

脳科学の観点から脳を衰えにくくするための方法や習慣は存在します。ここでは、**日常生活のなかで前頭前野を鍛えるための方法**をいくつか考えてみましょう。

## 老けない脳をつくるトレーニング

前頭前野は分析的思考や客観的思考を行う場所です。ここがうまく働いていれば、目先の損得に惑わされず、長い目で見たときの得を選びとることができ、社会経済的地位も高くなることがわかっています。何らかの衝動を押し殺したり、やむを得ず状況に合わせたりするという状態であれば、一応前頭前野は働いていると考えられます。

前頭前野が衰えていない人は、普段から「自分はこう思う」「こうに決まっている」といった固定化された通念や常識・偏見をうのみにせず、常に事実やデータを基に合理的思考や客観的思考を巡らせている人だと言えるでしょう。

ということは、**日常的に合理的思考、客観的思考ができるようなクセをつけておく、あるいはそうせざるを得ない状況に身を置いておくと、前頭前野は鍛えられ、衰えを抑制することが期待できる**可能性があります。

前頭前野の働きが保たれていると、前頭前野の重要な機能である「**メタ認知**」を使うことができます。メタ認知とは、自分自身を客観的に認知する能力のことです。もう少し詳しく説明をすると、「自分が××をしているとわかっている」「自分がこういう気持ちでいることを自覚している」ということです。「私は今こういう状態だが、本当にこれでいいのか？」と問いかけることができるのは前頭前野が働いているからであり、メタ認知が機能しているからなのです。**常に自分を客観的に見る習慣をつけ、メタ認知を働かせることが**、前頭前野を鍛えることにつながります。

**いつも予定がいっぱいで忙しく過ごしているよりも、自分を振り返る余裕を持つことの方が、前頭前野を鍛えるためには大切なこと**と言えるでしょう。それでは毎日の生活のなかで、どのようなことを心がけるといいのかを見てみましょう。

## ❶ 慣れていることをやめて新しい体験をする

新しい体験と言うと少し大げさに聞こえるかもしれませんが、**慣れている物事とは少し違う物事を選ぶ**ようにしてみましょう。日常的に慣れてしまっていることだと、脳には新しい刺激があまり入らなくなっていくため、前頭前野ばかりでなく、脳そのものが活動する機会が奪われていきます。一方、慣れていないことに直面すると、脳には活発に働く必要が生まれます。日常生活に当てはめた形で、具体的なシチュエーションをいくつか考えてみます。

## ポイント いつもと違う道順で歩く

通勤で自宅から駅まで向かうとき、近所のコンビニに買い物に行くときなど、決まった場所を移動するときに、意識的に道順を変えてみましょう。

道順は、だいたい「最短距離を選ぶ」、あるいは「ついクセで、何となくこのルートを使っている」などといった理由で、特に深く考えず「いつもと同じ」選択をしている場合が多いものですが、あえてそうではない選択をしてみるのです。

道順すべてを変更しなくても、例えば、大通りでいつも右側の歩道ばかりを歩いていたけれど、意識して左側を歩いてみる。道を横断するとき、いつもと違う信号を渡ってみるといった、ちょっとした変化でも構いません。こういった「日常とは異なる行動」が前頭前野の活動を促します。そうすることで、**今まで気づかなかったような、新しい視点からの発見の喜びも得られる**でしょう。それが、脳にとってはすばらしい報酬になるのです。

## ポイント 「いつものメニュー」や「いつもの店」を変えてみる

食事も日々の生活で欠かせないものですが、例えば外食ならば、いつも頼んでいるメニューではなく新しいメニューにしてみる、いつも行っている定食屋ではなく新しいレストランを開拓する、といった行動が前頭前野を賦活《ふかつ》させます。買い物をするときも、あえて違うスーパーに行ってみたり、普段は買ったことのないものを買ったりするとよいでしょう。慣れから外れたところに身を置くことを意識しましょう。

同様のパターンは、いつもと違うファッション、いつもと違う旅行先……などなど、無数にあります。そのなかから、**普段の生活で行うことが多い項目を変えるようにすると、前頭葉が刺激される頻度が上がっていく**でしょう。

## ❷ 不安定・過酷な環境に身を置く

特におすすめしたい方法は、あえて不安定な、あるいは過酷な環境に身を置いてみることです。ハードルの高いことのように聞こえるかもしれませんが、こうすることの意味は大きいのです。

戦乱、混乱が続いて社会が不安定化し、価値観が揺れ動いているような世の中だと、前頭前野の司る機能を活用しなければ、生き残ることすら難しくなることもあります。そこまで極端な状況を選択しなくてもよいのですが、未知の状況、予測不可能な事態に対処するには、それまで蓄積してきた知識や常識、あるいは社会的信用やポジションだけでは不十分で、新たな情報の収集と、科学的思考、客観的思考が欠かせません。そのなかでうまく乗り切ることができれば、裸一貫から財を築き上げたり、新しい事業を起こして成功を収めたりするなど、大きく飛躍するチャンスもつかめるかもしれません。

反対に、安定した社会ではシステムの維持が大きな目標になるため、相対的に新たな科学的思考や客観的思考の重要性は、残念ながら下がります。個々の人生も安定化を指向するので、例えば大富豪が一夜にしてすべての財産を失ったり、経済的に厳しい環境で育った人が大逆転で富裕層にのぼり詰めたりするような大胆な階層移動も少なくなります。自らが強く望まない限り、いわゆる決められたレールの上を進むような人生の価値が高くなるので、それを選好する人が多くなるのです。このように社会が安定していくと、自分の所属する集団のルールが、社会全体のルールである、という錯覚を起こすようになります。違うルールもある、ということが理解しづらくなっていくのです。

経済的に恵まれた環境に育ち、学力の比較的高い人は、同じような水準の人たちが集まる学校に幼いうちから入り、いわゆるエリート的なキャリア形成を志向します。他方、金銭的な事情で進学を諦めたり、中学や高校を卒業してすぐに働かなければいけなかったりという環境で育つ人も少なくありません。

そして彼らは互いに、「高卒は使えない」とか「大学なんて遊び場でしかない」「東大卒エリート官僚が日本をむしばんでいる」「底辺と関わりたくない」などと罵り合う事態を招いています。これは結局、自分とは異なる、経験したことのあるルールと異なるルールを持つ集団に対して理解や共感がしにくくなったことによる、ある種の混乱と見ることができます。

では、異なる階層間でも、互いのルールに寛容に接し共感し合えるようにすることはできるのでしょうか。わざわざ社会の秩序を乱し、極端なことを言えば、現在の社会を一度すべてご破算にするようなことをしてゼロから仕組みを再構築しよう、というのはあまり現実的ではありません。

代わりに、古くから取られている方策があります。村落共同体で行われてきた祝祭です。このとき、共同体のルールは一時的にリセットされ、人間関係は流動化（その一時だけであっても）されます。その際、共同体のルールから解放された人同士の交流が促され、集団バイアスを乗り越えた形での共感が可能になるという仕組みです。また、より穏やかで長期的な形では、**恵まれた環境を「寛容であることを義務として課されている」と捉え直す**というやり方があります。欧州の伝統的な noblesse oblige（ノブレス・オブリージュ。身分の高い者はそれに応じて果たさねばならぬ責任や義務があるという道徳観）という考え方がこれに相当するでしょうか。

上流階級の人が跡継ぎを育てる際に、修業の意味でわざと違った環境を経験させるのは、その典型です。例えば大商家の跡取りであれば、商いの道理とともに、従業員や顧客の心理をわかっていなければいけません。しかし、生まれてからずっと裕福な家庭で過保護に育ってしまうと、階層の違う人々と接する機会に恵まれません。そこで、わざと家から出し、違う環境に放り込んで学ばせるわけです。厳しい環境に身を置けば、メタ認知の力は上がります。

　また、意図せずして結果的にそうなったという人もいます。幼少期からさまざまな家に人質に出され過酷な人生を送った経験のある徳川家康と、残念ながら多様な価値観に触れることはかなわなかった豊臣秀頼とでは、政治家としての能力に大きな差が出たのも当然だったでしょう。

　似たような考え方は、老舗《しにせ》の世襲制企業の子女が、自社を継ぐ前に修業として別の企業に勤めるなどといった形で、現在も行われています。

　また、近年注目されているマインドフルネスにも同様の効果があります。**マインドフルネスを実践することで、自分の思考や行動を認識し直すことができ、それをしっかり意識し、観察することが、メタ認知につながる**からです。これも、普段の生活ではなかなか鍛えにくい自分のメンタルを見つめ直す、ある種の回り道と言えるでしょう。
先ほど述べた、いつもと違う道を歩くことと組み合わせて、計画をあえて立てずに一人旅に出てみるのもよいでしょう。行き当たりばったりの、すべて自分で決めなければいけないような旅の途中では、必ず予期しないことが起こるものです。何とか乗り切るためには、前頭前野をはじめ、脳全体を賦活させるような活動が惹起《じゃっき》されます。もちろん安全対策には最大限留意していかねばなりませんが。ともあれ、予期しない事態を克服したとき少なからぬ充実感が生まれるのは、脳が新しい成功体験を得た喜びによるものです。

**ポイント**

## 「絶対に読まない本」「関心のない本」を手に取る

本を読むことで私たちは、異なる環境に身を置くのと同じような体験を手軽に、擬似的に味わうことができます。最も効果的なのは、普段の自分なら「絶対に読まない本」「関心のない本」を手に取ってみることです。できるだけ自分と遠い立場、考えの異なる著者の本や、これまで関心を持っていなかったジャンルの本にあえて触れていくのです。

何か本を読もうと考えるとき、仕事や勉強などの必要に迫られない限り、手に取るのは、すでに知っている好みの作者の作品か、元々関心のあるジャンルになるケースが大半でしょう。書籍通販サイトを見ていても、「あなたへのおすすめ」として表示されるのは、かつて読んだことのある著者の作品や、同じ本を購入したユーザー、つまり似たような好みを持つ人々が買った本ばかりです。

そこであえて、これまでの自分であれば「絶対に読みそうにない本」を開いてみるのです。まずは立ち読みでも十分です。違う性別、違う経歴、全く関心のなかったジャンルやテーマ、そして「この著者の言うことは気に入らない」と思っている人をあえて選んでみるのです。

ベネッセコーポレーション取締役の福武英明さんは、飛行機で長距離移動をする際には、普段なら絶対に見ない映画をわざわざ選んだり、書店などでも、自分が通常ならまず選ばないような本をあえて買ってみたりするといいます。福武さんなりのお考えがあってのことですが、脳科学の立場からこの習慣を解釈すると、固定化された概念や社会通念をやすやすと越えられる柔軟な共感力を鍛えるための地道なトレーニングのように見えるのです。

こうして考えてみると、本は実によくできたツールです。その書籍の著者が記したような内容を、本人から聞き出そうとしたら、まずは本人に会うところから、努力を始めなければならず、かなりのコストと時間がかかります。さらに、もはや著者が存命でない場合には、そもそも会うことすらできないのです。しかし、本というメディアを利用すれば、そんなハードルをやすやすと越えて著者の思想の深いところまでアクセスできますし、本当にどうしても肌に合わなければ途中でやめたっていいのです。本人を目の前にしているのとは違って、角も立ちません。

オーストラリア国立大学と米ネバダ大学の研究者たちが、２０１１〜15年に世界31の国や地域で25〜65歳の16万人を対象に調査した「国際成人力調査」のデータを分析したところ、読み書きや数学のテストの成績は、16歳頃に家庭にあった蔵書数と相関があるという結果が得られたといいます。なぜこうしたデータが出たのかは明らかではありませんが、親をはじめとするその家庭の人々が使用するボキャブラリーの豊かさと、複数の価値観に常に触れていることが、子どもの知能の発達に深く関係しているのだろうと現在のところは考えられています。

これを脳科学的に考えると、本がたくさんある家で育つことと、先ほど述べた、跡継ぎをわざと別の環境に放り込んで修業させることには共通点がありそうです。自分の両親の思考だけに触れて育った子どもと、両親以外の大人とも深く関わった子どもとでは（良くも悪くも）性格形成に差が出ます。それと同様に、たくさんの蔵書がずらっと並んだ家で背表紙に囲まれて育ち、その数冊だけでも目を通すことで、**「この世にはいろいろな考え方が存在する」という意識を早くから持**

てた子どもの方が、脳が発達する時期をより有意義に過ごすことができたと考えられます。

## ポイント ネットで知的偏食を防ぐには

本を買うよりもさらにコストをかけずに行えるのは、ネットから情報を得ることでしょう。

すでに述べた通り、ネットの普及とネットへの依存が、正義中毒を蔓延《まんえん》させてきました。また、あなたの嗜好や考え方は「どんなキーワードを検索したか」「どんなニュースをクリックしたか」「どんなサイトを閲覧しているか」によって、かなりの確度で把握されています。そして、そのデータがターゲティング広告の素材としても使われています。

広告としては非常に効率の良い手法ですが、残念ながら負の側面もあります。

個々にあなたが好みやすい情報ばかりが表示されるため、仮想的な閉鎖環境にいるのと同様の状態に置かれたようになって、自分の嗜好とは異なる意見や情報に接する機会が減ってしまい、他者への共感や理解がますますしにくくなってしまうのです。

個人的には、自分がどのようにネットを利用しているのかが把握され、「あなたはこういうのがお好みなんでしょう？」とばかりに同じような情報が表示され続けるのも、あまりいい気はしません。

私はそんなとき、あえて興味も関心もないキーワードを検索してみたり、普段は見ないようなニュースや記事を積極的に閲覧してみたりします。普段の自分とは異なるペルソナを設定して、何らかの情報を探してみるのもいいでしょう。子どもがいないのに育児や保育所の問題を、行ったこともなく関心もない国や地域の話題を、買う予定のない不動産やペットの情報を検索してみたりするのです。

また、自分と対立関係にある人の生い立ちや思考の形成された背景を調べてみるのもいいかもしれません。

そうやって自分の属性とは離れた人の考え方、悩み、関心事などを検索することで、ネット企業のおすすめとは全く関係ない情報に、あえて触れていくわけです。これによって知的偏食も防げますし、場合によっては思わぬ新しい世界や知識を得られ、有益な思考パターンが学習できることもあるでしょう。

ネットは結局ツールに過ぎません。知的偏食を一層加速させてしまうのか、その予防に使うのか、閲覧者の意識のありよう次第で変わってくるわけです。

## ❸ 安易なカテゴライズ、レッテル貼りに逃げない

何かの事象にあたったとき、「ああ、Aは○○だから」「知ってるよ、Bって××なんでしょ？」というカテゴライズ（レッテル貼り）をしがちな人は、気づい

たら要注意です。

前章で、自分たちとは違う人たちをひとまとめにして考えることは、脳にとって楽なのだということに言及しました。レッテルを貼ることで、まとめて情報処理ができれば、集団外の人に対して前頭前野を一切働かせずに済むことになり、脳は余計な労力を使わなくてよいのです。ただ、安易にカテゴライズしたり、別の事象に結びつけて納得したりすれば、面倒なことを考えずに済んで楽かもしれませんが、その分だけ前頭前野を働かせるせっかくのチャンスを失っていることにもなります。

**こうした安易な逃げにはまり込むリスクを認識し、単純なレッテル貼りを気持ちよく感じてしまう裏側には脳の弱さがあるという背景をよく知っておくことが大切です。**

## ❹ 余裕を大切にする

前頭前野を働かせるには、余裕が不可欠です。

自分の頭で考えるということは、前頭前野を働かせる、ということとほとんど同じと考えてよいのですが、そのためには、他の領域にそれほどリソースを割かなくて済んでいる状態、つまり、脳に余裕がある状態を保つ必要があります。

寝不足であったり仕事や人間関係の問題で切羽詰まっているとき、時間切れの時が迫っているときは、前頭前野は働きにくくなります。今、目の前にあってすぐ処理しなければならない問題を差し置いて、新しいことを受け入れたり、考えたりしている場合ではないからです。

ここまで挙げてきた前頭前野を鍛えるアイデアにあまり気持ちが惹かれない方は、自分の頭で考えることに**リソースを振り向ける余裕がない自分の状況を少し見直してみた方がよさそう**です。

例えば、今まで着たことのないような服を着てみようという気持ちになるのは、どんなときでしょうか？　おそらく、寝不足で起きるのもやっと、というようなタイミングではないでしょう。また、重大な問題で悩んでいる渦中にいるときは、とてもそんなことをする気にはなれないでしょう。

私たちが慣れ親しんだ現状維持的な行動を選択しがちなのは、余計なことに脳を使う余裕がないときです。大事なプレゼンの前で緊張しているときに、いつも食べている定食屋ではなく、開店したばかりのおいしいかどうかわからないラーメン屋に行くべきか、悩む余裕はないでしょう。こういった行動は、実は脳の働きに基づいた合理的な選択なのです。

ただ、何も考えず、毎日同じ選択を続けるのは楽で合理的ですが、変化の少ない日々を送っていると、脳は衰えてしまいます。仕事や生活に追われて忙しい方も多いと思いますが、脳のためには、小さなことでも、**前頭前野を働かせる余裕を作っていく**ことが大切です。

## ポイント 通勤時間を短くする

前頭前野を働かせる余裕を第一に考えるのであれば、一般に忍耐が必要だと認識されるようなことは、できるだけ避けた方がいいという調査結果があります。

経済学者のブルーノ・フライ博士が2004年に発表した研究によれば、満員電車に長く乗る人よりも乗らない人の方が、仕事の効率が上がる（長い通勤時間によるデメリットは人生の幸福度に多大な悪影響を与える）という結果が出ています。また他にも、イギリスの西イングランド大学が行った調査によれば、研究者らは、全体的な生活満足度には該当しないものの、通勤時間が1分増えるごとに、仕事とプライベート両方の満足度が低下し、ストレスが増え、メンタルヘルス（心の健康）が悪化することを報告しています。これらの研究は、よく考えることを心がけることが、ただ前頭前野の働きを助けるだけでなく、脳の余裕が幸福度にも影響を与えることを示唆しています。

## 食事や生活習慣で前頭前野を鍛える

食事や生活習慣の改善は、前頭前野の働きを良くするのに非常に大切です。ここでは、食事と睡眠の面から、すぐに取りかかれそうな方法を考えてみましょう。

### ❶ 食事……脳の健康にはオメガ3脂肪酸

原則としては、脳の健康のためには「満遍なく、バランスの良い食事を取る」ことが推奨されますが、特に**前頭前野の働きをできるだけキープするためには、オメガ3脂肪酸（不飽和脂肪酸）の積極的な摂取**が欠かせません。

なぜなら、**オメガ3脂肪酸は、前に述べた髄鞘化（ミエリン化）の際、神経細胞に巻き付く髄鞘（ミエリン）の原料になる**からです。

オメガ3脂肪酸は数年前からブームになっていますので、普段から摂っているという方も多いかもしれません。ただ、そもそもオメガ3とは何なのかについては、あまり知られていないのではないでしょうか。

少し詳しく説明すると、脂肪はグリセリンと脂肪酸からできていて、グリセリン一つに脂肪酸が三つ結合しています。脂肪が人間の体内でエネルギーとして使われるとき、この結合は酵素《こうそ》で切られ、脂肪酸とグリセリンに切り離されます。ここで遊離した脂肪酸は、遊離脂肪酸と呼ばれます。

遊離脂肪酸にはさまざまな種類があるのですが、炭素同士が二重結合している部分を持つ脂肪酸のことを不飽和脂肪酸と言います。このうちミエリンの原料になるのは、オメガ（＝一方の末端）から三番目に存在する炭素同士が、二重結合しているものです。つまり、オメガから数えて三番目に不飽和が存在する脂肪酸なので、「オメガ3脂肪酸」と総称しているわけです。

オメガ3脂肪酸のうち、よく知られているのが、DHA（ドコサヘキサエン酸）やEPA（エイコサペンタエン酸）です。

アメリカ国立衛生研究所のジョセフ・ヒベルン博士の論文によれば、魚を食べる量が多いとうつ病になりにくく、少ないとなりやすいといいます。

オメガ3脂肪酸は、サケ、マス、マグロ、イワシ、ブリ、サバ、サンマなど、青魚と呼ばれる魚の油に多く含まれるほか、カキなどの貝類、クルミなどのナッツ類、そしてえごま油や亜麻仁油などにも含まれているので、これらの食材を意識して食事に取り入れていくとよいでしょう。

## ❷ 睡眠……睡眠不足を避け、スキマ時間に昼寝をする

睡眠に適した時間や睡眠のパターンには個人差があるため、時間の長さにばか

り気を取られるのもよくないのですが、**睡眠不足は、一時的なものにせよ習慣的なものにせよ、脳にとって良いものではありません。**

行動ベースでも、睡眠不足によって抑制が利きにくくなり、特定のパートナー以外との性行動が増えることが知られています。また、生理的な部分では思考力や記憶、学習能力の低下を招きます。なぜなら、睡眠が不足するとスパイン（神経細胞においてシナプス結合を作る基点となる棘突起）が肥大してしまってシナプスができにくくなったりするからです。また、長期増強（シナプスにおける信号の伝達効率が持続的に向上すること）も起こりにくくなります。つまり、新しい学習をしにくくなると考えられるのです。

たまたま忙しくて睡眠不足の日もあれば、慢性的に余裕がなく、常に睡眠が不足しているケースもあるでしょうが、脳にとっては、どちらも良くありません。動物実験では、マウスを1日眠らせないだけでもシナプスの長期増強が起こりにくくなり、2日間眠らせないとさらに起こりにくくなることがわかっています。

複数の研究によれば、睡眠不足を補うためには、わずかな時間でも休息を取ったり、昼寝をしたりすることが重要だということがわかっています。忙しくてどうしてもまとまった睡眠時間が確保できないのであれば、**スキマ時間を見つけて少しでも睡眠を稼ぐ**ことをおすすめします。

加齢とともに、質の良い睡眠が取れなくなってくるという悩みもよく聞かれます。眠りが浅く、朝早くに目覚めてしまう、睡眠時間が短くなる、などといったケースです。これは、加齢に伴う自然な生理現象と捉えるべきで、悲観し過ぎるのもよくありません。

眠気は、睡眠ホルモンであるメラトニンによって起こります。メラトニンは、脳内物質であるセロトニンの誘導体です。20代の頃は、体内でメラトニンを分解する働きが弱いため、長く眠れたり、寝起きが悪かったりするのに対し、歳を取ると速やかにメラトニンを分解できるようになるため、若い頃よりも眠りにくくなったと感じるのです。

加齢によって眠りにくくなってきたと感じたなら、メラトニンの元であるセロトニンの量を増やす方法を考えるのも一つの手です。セロトニンは、普段の食事から摂取した必須アミノ酸のトリプトファンが原料となって体内で合成されます。そもそもセロトニンが不足していると、当然メラトニンも不足します。メラトニンの量が少ないと、早く分解されてしまって体内で不足してしまい眠れなくなるのなら、元となるセロトニンを増やせばいいわけです。

**セロトニンの量を増やすには、できるだけ日光を浴びる**ことが大切です。日中に軽めの運動や散歩などを習慣づけられるとより良いのですが、なかなかできないようであれば、起きたらすぐに窓を開けて日の光を浴びるようにするなどの習慣を作れば、睡眠の質の改善が見込めます。

## 正義中毒を乗り越えるカギはメタ認知

本書のまとめとして、正義中毒を乗り越え、人を許せるようになるための心の持ち方のヒントをいくつか考えてみたいと思います。これは、「人を許せない自分」を自分の力で解放してあげるための第一歩でもあります。

まず前提として、**人を許せない自分や他者、相手を馬鹿にしてしまう自分や他者の愚かさを人間なのだからしょうがないと認める**ことです。

同時に、訓練や考え方の変化などによって一時的に正義中毒状態から抜け出すことができたとしても、心身の疲れや誰かからの影響などをきっかけとして、あっという間に元に戻ってしまう可能性がある、ということも忘れてはいけません。

正義中毒に陥らないようにするカギは、先ほどお話したメタ認知です。**常に自**

**分を客観的に見る習慣をつけていく**ことです。メタ認知ができていない人は、他者に共感したり、他者の立場で事情を斟酌《しんしゃく》したりすることができません。同時に、自分自身が現在どのような状況にいるのかということも、うまく把握できなくなってしまいます。

この本を手に取ってくださった方は、このタイトルがついた本を読んでみようと思える方ですので、自分が時にまずい状態にあるという認識をお持ちではないかと思います。「今、自分は正義中毒状態になっているかもしれない」と思ったときは、まずメタ認知を意識することから始めてみてください。

## いい出会いが、メタ認知能力を育てる

メタ認知能力の高低には、もちろん遺伝的な要素がありますが、実はそれより

も大きく影響するのが、**環境要因**です。この能力は、小学校低学年あたりから徐々に育ち始め、完成するまでには30歳ぐらいまでかかります。つまりこれは、前頭前野の発達そのものです。**完成する30歳くらいまでの間はずっと、周囲の環境からの影響を受け続けます。**人生において、若い頃、特に20代ぐらいの時期に付き合いのあった人、尊敬していた人の影響が大きいのは、こうした背景があるからで、メタ認知のできる人と若いうちに出会うことには大きなメリットがあります。

メタ認知の能力は、一度身についてしまえば、その後はよほど衝撃的な、人生を左右するような事件にでも遭遇しない限り、突然大きく変化することはありません。メタ認知能力が優れている人は、人生において、良い影響をもらえるような人間関係を築いてきたのだと判断できます。子どものメタ認知能力を育てるためには、**幼少期から30歳くらいまでの時期にどんな人と出会い、どのような影響を受けてきたのかが、非常に大切になる**わけです。

## 自分にも他人にも「一貫性」を求めない

正義中毒の対象は他人です。誰かに対して自分の正義を主張したり、他人に自分の正義を強要したりすることは、結局のところ誰かを縛る行為に他なりません。

もちろん、場合によってはそれが適切と見なされることもあるでしょう。明らかに相手に非があり、自分が責任を持って対処しなければならない場合、監督責任とか指導責任という名の下に正当化されることもしばしばあります。

しかし、時にはそれがパワハラの温床《おんしょう》になったりもします。自分が上司や先輩という立場で、経験の不足している部下や新人を見ていると、なぜ言われた通りにできないのか、自分が新人の頃やってきたようにやれないのか、と腹が立つこともあるでしょう。そして、相手のために指導をしているつもりが、「自分は正しく相手は間違っている」という思考回路に陥ってしまうと正義中毒状態になり、相手から見ればパワハラ以外の何ものでもないという状況になってしまいます。これは、ＳＮＳなどにおける正義中毒の症状とよく似ているケースでもあります。

一見フラットな関係としてＳＮＳだけでつながっている人、たまたまネット上でコメントを見かけた知らない人にまで、自分の考え、つまり「自分なら容易にできること」「自分がすでに知っていること」「自分がしっかりやっている（つもりの）こと」について、「自分の経験上編み出してきた自分の正義」を当てはめ、知らず知らずのうちに、そこから逸脱しないことを強要するようになっていくのです。

場合によっては、関わり始めたばかりの頃は、同じ考えや同じ正義を共有していたはずなのに、急に意見や考え方の違いが見えたり、興味や関心の持ち方に差が出てきたりすることもあります。こうなると、可愛さ余って憎さ百倍ではないですが、一層「許せない」という気持ちが増幅し、強い口調で攻撃し始めてしまいます。会社の人間関係との違いは、お互いに責任のない者同士であること、あるいは現実世界での関係性が薄いことだけです。

そもそも**他者、そして自分自身にも一貫性を求めること自体、不可能なこと**なのです。人間である以上、言動に矛盾があるのは当たり前、過去の発言や振る舞いを覆してしまってもしょうがないのです。今は絶対的な真実と信じていることだって、いつかその間違いに気づく日が来るかもしれません。今は一番気が合う親友同士だって、1カ月後にはもっと気の合う仲間を見つけ、お互いに離れていってしまうかもしれません。

そのように「信じていたこと」を裏切られたと感じることこそ、摩擦やいざこざの原因にもなったりするわけですが、それを回避する一番良い方法は、**そもそも他人に「一貫性」を求めること自体をやめる**ことではないかと思います。

この典型的な例は、「芸能人○○が不倫！」というスキャンダルが報じられたときの世間の反応を見ればよくわかります。

不倫のインパクトは、その芸能人のキャラクターから受けるイメージが不倫からかけ離れていればいるほど強く、バッシングも激しくなります。「清純派だと思っていたのに」「仲のいい家族をアピールしていたのに」などは、よく聞くフレーズでしょう。

しかし、元々の誠実、真面目、清楚、子煩悩、おしどり夫婦、フレンドリー、高学歴、優等生などというイメージは、メディアを通じて広まっただけに過ぎません。その芸能人と実際に接したこともないのに、本当はどんな人間なのかもわからないのに、そのイメージを信じてしまいます。そしてどのような事実があったのかもわからないのに、多くの人はあたかも報じられたことだけが真実であるかのように受け取ります。そして、会ったこともない他人を自分のなかの一貫性で縛り、「そんな人だとは思わなかった」「だまされた」と怒りをぶつけます。

このように一度ターゲットにされてしまうと、次の「おいしいネタ」が見つかるまで、正義中毒者の格好の餌食になり、さんざん叩かれ続けることになります。

しかし考えてみれば、芸能人のキャラクターは芸能人としての「商品」であり、本来の人間性とは違っていて当然です。芸能人としての表向き・仕事用のイメージと、一個人としての私生活は全く別ものですし、それ以前に自分と全く関係のない他人の行動、よそ様の人生なのですから、自分に直接的な被害が及ばない限り、たとえ何をしようとも、他人が指図したり、糾弾したりするようなものではありません。

私は個人的には、犯罪行為でもない限り「どうでもいいこと」という結論しか出てきません。その芸能人を長年応援してきたファンがショックを受けるのはまだ理解できることかもしれませんが、好きでもなかった（むしろ嫌いだったりもするでしょう）、ファンでもなかった他人が憎悪を向けてしまうのは、正義中毒状態だと言えるでしょう。

バッシングされている出来事から、社会をより良くするための一般的問題が浮かび上がるのなら大いに議論すべきでしょうが、個人攻撃をして、ほんのひととき痛快な気持ちになったところで何かが変わるわけでもありません。およそどうでもいいことでしかありません。この**「どうでもいい」という感覚が、他人に一貫性を求めないための良い距離感になる**のではないでしょうか。

## 対立ではなく並列で考える

正義中毒から解放される最終的な方法は、**あらゆる対立軸から抜け出し、何事も並列で処理すること**ではないかと思います。私自身、はっきりと述べられるような知見を持ち合わせてはいないのですが、本書でここまで述べてきた日本の正義中毒症状、そして他の国との地政学的な違いを考えるとき、むしろそこに問題解決のヒントがあるように思います。

そのポイントを言葉にするとすれば、**ああでもなく、こうでもなくという感覚を受け止め、できるだけ多くの人との間で共有し、互いを包み込んでいくことで**はないかと思います。

ドイツとフランス、日本と韓国、あるいは東洋と西洋でも、宗教Aと宗教Bでも、民主党と共和党でも、いわゆるネトウヨとサヨクでも、男性と女性でもいいのですが、異なる人間同士が集まれば、対立軸はいくらでも発生します。そして、誰しもが、そのなかでいくつものグループに所属することが可能です。

それぞれに視点や知見があり、意見が生まれて議論が生じます。それ自体は健全なことです。しかしここで正義中毒にかかってしまうと、どちらかが参ったと音《ね》を上げるまで死力を尽くして相手を攻撃し続けることになります。そういう不毛な構図を引きずって、１０００年以上断続的に戦争をし続けているケースもあるわけです。

禅が世界的なブームになって長い時間がたちますが、この背景を私なりに考察すると、個人としての教養、修養以上に、もはや解決しようのない対立、結論の出しようのない問題に人間としてどのように向き合ったらいいか、そのヒントを探しに来ている人が多いのではないかと思うのです。

なかなか答えが見出せないようなやり取りを「禅問答のようだ」と例えることがあります。これは禅で祖師たちの残した公案と呼ばれる問答に端を発していますす。公案では、決まった答えのないような問題が出され、思考を重ねて問答を行いますが、私の理解では、わざと結論の見出しにくい、あるいは最初から結論など見出しようのない問題を設定して、互いに答えを出し合い、戦わせ合っているのではないかと思うのです。**答えよりも、そこまでの思考のプロセスも含めて、**

**互いに互いを包み込んでいくことにこそ真価があるの**ではないか、という考え方もできます。

SNS全盛の現代では、何事もスパッと短いフレーズで言い切り、いかにインパクトを与えるかだけが注目され、誰もがそのなかにはまり込んでしまっていますが、**一見結論のない、堂々巡りの問答のなかにこそ、正義中毒の本当の解消法があるように**思えてなりません。

「あいつはバカだ」「あいつはおかしい」と感じるその「あいつ」のなかにも、人格や感情、思考が必ず存在します。自分とは違うその何かを、すぐに拒絶してしまうのではなく、まずはいったん受け止める、包み込んでみる。相手の発信した内容を評価し否定する前に、まず、なぜ相手はそう発信したのか、そこから新しい知見が得られないかを考えてみる。そうすることで、新しい、ポジティブな何かが得られるかもしれません。

一度その感覚を体験できれば、自分こそが正義だとは考えにくくなるでしょう。

私は、これこそが知性の光のように思えます。

**人間は不完全なものであり、結局永遠に完成しないという意識が人間を正義中毒から解放する**のではないでしょうか。

# あとがき——解決策のないものを考え続ける喜び

## 「答えがない」からこそ「考えること」を止めない

ジェーン・スーさん（コラムニスト、ラジオ番組パーソナリティー）から、「中野さんの本には解決策が書かれていないね」と言われたことがあります。確かにその通りです。本書もまた、せっかくお読みいただいたのに、解決策が示されていないじゃないか、と憤る方がいらっしゃるかもしれません。

万人によく効く正義中毒の治療法、人を許せる方法は、存在しません。あるとしたら、「人類が全員いなくなること」が抜本的な解決法です。

一般解は、ありません。だから困る、ということではなく、私はそれでいいのではないかと思うのです。

私自身は科学をベースに活動をしている人間ですが、一方で自分は確実に東洋人だとも自覚しています。

かつて国学者の平田篤胤《ひらたあつたね》が「法華経」を評して、「みな能書ばかりで、かんじんの丸薬がありやせぬもの」（能書きばかりで何も書いてない）と言ったというのは有名な話です（平田篤胤『出定笑語』より）。確かに、私の目にも何かが書いてあるようには読み取れません。例え話が延々と続き、人間あるいは生命という存在そのものを賛美するだけで、何をどうすればいいのかという指示めいたものは最後まで説きません。

自分の本を法華経に例えるのは僭越《せんえつ》も甚だしく、恐縮しながらこう言うのですが、私が本書を通して伝えたいのは、ああでもなくこうでもない、そうも言えるし、こうも言えるけれど、結局人間が好きで、考えることは楽しい、ということ。言いたいのはただそれだけです。

**それを多くの人が共有できる時が、正義中毒から解放され、他人を許せるようになるタイミング**ではないかと思います。このとき、バカと思われていたものは、多様性の一角に変わるのです。

あるいは、こういう言い方もできるでしょう。私が答えそのものをお伝えしてしまったら（そもそも答えを持っていませんが）、あなたが答えを考えることの喜びを奪ってしまうことにもなります。

## 対立は努力と進歩から生まれる

これからおそらく長い間、私も、読者のみなさんも、即効性のある解決策は期待せず、時に正義中毒に再びかかり、またそこから脱しながら、長期間にわたって考え続けていくことになると思います。

そのなかで、考える手法ややり方は、どんどん変えていって構わないと思います。これまでの考え方や従来の正義に縛られる必要はないし、議論の形態も変化して当然です。

長い目で見れば結局、**対立することも、対立を克服することも、いったん克服したかに見えた対立が再燃することも、努力と進歩の形態に過ぎない**と言えるのではないでしょうか。

日本は戦争から縁遠くなって長い時間がたちました。その背景にはさまざまな要因があるのは確かですが、大きな観点で見れば、戦争を回避するために人々があらゆる方面から積極的にコミットしてきたことが挙げられます。

究極の正義中毒であり、競争の最終形態である戦争が、この数十年日本では起こらなかったということは非常に意味のあることですが、競争そのもの、正義中毒そのものがなくなったのかというと、それは違います。

直接的な暴力の応酬は行われなくなっても、外交の競争、技術の競争、資本の競争は続いています。考えてみればコンピュータやインターネットは東西冷戦時代の競争の産物であり、それがＳＮＳを生み出して、今や正義中毒を増幅しているのですから。

はたしてこれは、悪いことなのでしょうか。私は、**もしもあらゆる人が十分に満足し、争いも競争もない本当に平凡な毎日が続くようになると、人間はむしろ**

**退化してしまうのではないか**と思うのです。全く対立のない状態が人類の進化を止めてしまうのであれば、ある程度の対立は人間に必要な要素なのかもしれないのです。

テストの点数や収入の多寡《たか》、ＳＮＳで人をうまく攻撃できたかどうかを競うのは、結局のところ他者と自分を比較しなければ、他者に自分の正義を見せつけて勝利しなければ、自分の成長を認識しづらいからなのでしょう。それでも、実際に砲弾が飛び交うような状況よりは、多少は上品に、紳士的になっている分だけ、まだいいのかもしれません。

これからも人間はおそらく、宿命的に対立を続け、私たち一人一人もまた、そこから無縁ではいられないでしょう。しかしそこに、もしかしたら両者が勝てるウインウインの競争の方法を見出せることがあるのかもしれません。**お互いが新たな戦い方を発見し、消耗するのではなく生産を目指す競い合いができるように**

**なることに期待したい**と思います。

結局、本書の終わりに至っても、うまい解決策を提示しないことは相変わらずですが、私もまた、手を替え品を替えながら、考えることをやめずに、少しずつ良い方向を目指す一人でありたいと思います。

中野信子（なかの・のぶこ）

1975年、東京都生まれ。脳科学者、医学博士、認知科学者。東京大学工学部応用化学科卒業。東京大学大学院医学系研究科脳神経医学専攻博士課程修了。フランス国立研究所ニューロスピンに博士研究員として勤務後、帰国。脳や心理学をテーマに研究や執筆の活動を精力的に行う。科学の視点から人間社会で起こりうる現象及び人物を読み解く語り口に定評がある。現在、東日本国際大学教授。著書に『世界で活躍する脳科学者が教える！　世界で通用する人がいつもやっていること』『脳はなんで気持ちいいことをやめられないの？』（アスコム）、『サイコパス』『不倫』（文藝春秋）、『シャーデンフロイデ』（幻冬舎）、『キレる！』（小学館）など多数。また、テレビコメンテーターとしても活躍中。

# 人は、なぜ他人を許せないのか?

発行日　2020 年 1 月 29 日　第 1 刷
発行日　2020 年 4 月 15 日　第10刷

著者　中野信子

本書プロジェクトチーム
編集統括　柿内尚文
編集担当　小林英史、村上芳子
編集協力　増澤健太郎、正木誠一、谷頭千澄
デザイン　轡田昭彦＋坪井朋子
撮影　中村圭介
スタイリスト　関谷佳子
ヘアメイク　高橋真以子
校正　東京出版サービスセンター

営業統括　丸山敏生
営業推進　増尾友裕、綱脇愛、渋谷香、大原桂子、桐山敦子、矢部愛、寺内未来子
販売促進　池田孝一郎、石井耕平、熊切絵理、菊山清佳、櫻井恵子、吉村寿美子、矢橋寛子、遠藤真知子、森田真紀、大村かおり、高垣真美、高垣知子、柏原由美
プロモーション　山田美恵、林屋成一郎

編集　舘瑞恵、栗田亘、大住兼正、菊地貴広、千田真由、生越こずえ、名児耶美咲
講演・マネジメント事業　斎藤和佳、高間裕子、志水公美
メディア開発　池田剛、中山景、中村悟志、長野太介
マネジメント　坂下毅
発行人　高橋克佳

発行所　株式会社アスコム

〒105-0003
東京都港区西新橋2-23-1　3東洋海事ビル
編集部　TEL：03-5425-6627
営業部　TEL：03-5425-6626　FAX：03-5425-6770

印刷・製本　中央精版印刷株式会社


Printed in Japan ISBN 978-4-7762-1026-9